視能訓練士

国家試験
合格ノート

第2版

編集

小林　義治 _{帝京大学名誉教授}
松岡久美子 _{帝京大学教授}

文光堂

JN016759

● 編 集

小 林 義 治　帝京大学名誉教授

松岡久美子　帝京大学医療技術学部視能矯正学科教授

● 編集協力

帝京大学医療技術学部視能矯正学科

田 中 絵 理

大 野 恵 梨

鎌 倉 舞 香

篠﨑真由美

● 執筆者一覧（五十音順）

帝京大学医療技術学部視能矯正学科

大 野 恵 梨

景 山 千 夏

加藤可奈子

小 林 義 治

佐々木　翔

瀧 川 流 星

田 中 絵 理

中 込 亮 太

松岡久美子

山 川　護

● 序文 ●

　2020年に刊行された「視能訓練士国家試験合格ノート」ですが，国家試験の難化に対応すべく，今回改訂し，第2版を発刊することとしました．ねらいは書名の通り「国試対策」です．視能訓練士養成において要求される内容は，眼科学全般だけではなく，医学生理学の一般的基礎的事項，医療倫理まで含むのは言うまでもありません．

　学問は日進月歩といわれますが，学生時代に身につけるべきことは以前よりもかなり多いと思います．ですが，日常業務で最も求められる先達の蓄積してきた基本は，おいそれと変わることはありません．そして，この基本項目こそ国家試験の頻出問題として問われる箇所となります．

　本書では，日々学生と接している若手教員ならではの国家試験出題傾向の分析と頻出ポイントを挙げ，基本項目を中心に国家試験合格ラインの60％以上をカバーする内容を目指しました．また，読者が学んだ知識をすぐに確認できるように各項目には国家試験をアレンジした練習問題を中心に掲載しています．早いうちから国試対策に取り組もうと考えている人も，残された時間が少なくなってこれから知識をまとめようとしている人も，最大限簡潔にしてわかりやすく学べるようにしています．関連テキストとして，各項目には『視能学 第2版，第3版』の参照ページや，視能訓練士国家試験の問題番号を記載してありますので，より深い知識を学んでください．

　本書を大いに活用し，国試対策の座右の書となるよう願っています．

2023年2月

著者一同

目 次

3章 視能検査学

Ⅰ 眼科一般検査

4章　視能障害学

5章 視能訓練学

Ⅰ 斜視

● **本書に登場する参照表記について**
例：視能学 第2版 p100→ 2版 p100
　　視能学 第3版 p100→ 3版 p100
　　第50回国試 午前 問題75→ 国試 50-75
　　第50回国試 午後 問題 1→ 国試 50-76

1章

基礎医学大要

① 眼 球

眼球の構成 （2版 p2, 3版 p2）

- ☑ 眼球壁
  - 外膜：強膜・角膜
  - 中膜：ぶどう膜（虹彩・毛様体・脈絡膜）
  - 内膜：網膜
- ☑ 内容物：房水・水晶体・硝子体

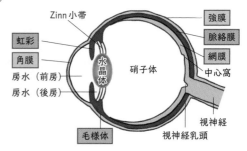

眼の解剖（全体）

角 膜 （2版 p2～3, 3版 p2～3, 国試 52-10, 51-82, 50-83, 50-103, 49-9, 47-10, 47-80）

- ☑ 外界の像を眼内に取り入れ，光を屈折させる働きをもつ（＋40D）．
- ☑ 無血管，透明で5層構造
  - 角膜上皮
  - Bowman膜（層）
  - 角膜実質
  - Descemet膜
  - 角膜内皮

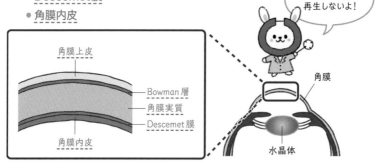

Bowman層と内皮は再生しないよ！

角膜の構造

- ☑ 知覚は三叉神経第1枝（眼神経）に支配されている．
  - 周辺部よりも中心部で鋭敏
- ☑ 角膜上皮は5～7層の角膜上皮細胞（重層扁平上皮）からなる．
- ☑ 角膜内皮は角膜の代謝・透明性の維持に関与している．

強膜 （2版 p4, 3版 p4）

☑ 乳白色の頑丈な膜で，眼球の形状を保持し，眼球内容を保護する．

☑ 視神経接続部で最も厚く，直筋付着部付近で最も薄い．

ぶどう膜 （2版 p4〜7, 3版 p4〜7, 国試 51-2, 47-80）

☑ 豊富なメラニン色素と血管で構成され，虹彩・毛様体・脈絡膜からなる．
- 虹彩：眼内に入る光量の調節を行う．2種類の虹彩筋を含んでいる．
  - ①瞳孔括約筋：輪状に存在し，縮瞳に関与．副交感神経支配
  - ②瞳孔散大筋：放射状に存在し，散瞳に関与．交感神経支配
- 毛様体：主要筋は輪状筋（Müller筋）で，調節に関与する．
- 脈絡膜：眼内血流の90％以上が流れ，網膜外層への栄養供給を担う．
  Bruch膜，脈絡毛細血管板，血管層，上脈絡膜の4層からなる．

網膜 （2版 p7〜8, 3版 p7〜8, 国試 48-77, 47-1, 47-90）

☑ 1層の網膜色素上皮と9層の感覚網膜からなる10層構造

硝子体側から
- 内境界膜
- 神経線維層
- 神経節細胞層 ⎱ 網膜内層
- 内網状層
- 内顆粒層
- 外網状層 ⎰ 感覚網膜
- 外顆粒層
- 外境界膜 ⎱ 網膜外層
- 視細胞層
- 網膜色素上皮層

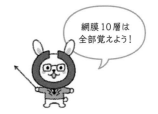

網膜10層は
全部覚えよう！

☑ 光刺激を感受する視細胞（錐体・杆体）がある．

	錐体	杆体
働き	視力・色覚に関与	光覚に関与
明・暗どちらで働く	明所で働く	暗所で働く
分布場所	中心部（中心窩）に多い	周辺部に多い
数	500〜600万個	1億個

☑ 黄斑と視神経乳頭, 網膜血管(p9参照)から構成される.

- ● 黄　斑　：中心部分は凹んでいて, 中心窩と呼ばれる.
  　　　　　中心窩は視細胞のみの構造で, 網膜血管は存在しない.
- ● 視神経乳頭：神経線維が集まる部位で中央に凹みがあり, 陥凹という.
  　　　　　視細胞が存在しないため生理的な暗点となる.
  　　　　　直径＝1.5mm
- ● 網膜血管：動脈は細く明るい色調, 静脈は太く暗い色調
  　　　　　網膜面での径→動脈：静脈＝2：3

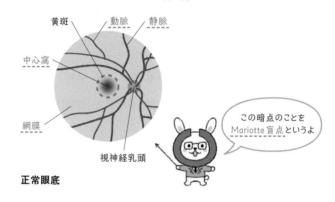

黄斑　　動脈　静脈

中心窩

網膜

視神経乳頭

正常眼底

この暗点のことを
Mariotte盲点というよ

硝子体 (2版 p11, 3版 p11〜12)

☑ 約99％の水を含み, 眼球の形状維持とクッションの役割を担う.

☑ 加齢により液化し, 後部硝子体剥離(PVD)が起こることがある.

水晶体 (2版 p11〜12, 3版 p12〜13, 国試 48-19, 47-79)

☑ 光を屈折させ網膜に像を結ぶ働きをもつ(屈折力：＋20D).

☑ 透明で, 神経や血管は存在しない.

☑ 水晶体嚢(前嚢・後嚢)・皮質・核からなる.

☑ 毛様体から伸びるZinn小帯が付着し, 輪状筋の収縮によって調節に関与

☑ 調節の仕組み(p40参照)

- ● 輪状筋が収縮→Zinn小帯が弛緩→水晶体が厚くなる→ピントが合う！

☑ 紫外線を吸収し, 加齢により硬化する.

☑ 放射線によって障害を受けやすく, 放射線白内障を生じることがある.

☑ 角膜から網膜までの血管のない透明な組織を中間透光体という.

眼球の計測値 （国試 51-10，49-82，47-90）

眼軸長	角膜			前房深度	水晶体	強膜厚		網膜厚			視神経乳頭径
	垂直径	水平径	中央厚		直径	視神経接合部付近	直筋付着部付近	視神経乳頭周り	中心窩	鋸状縁	
24 mm	11 mm	12 mm	0.52 mm	3～3.5 mm	9 mm	1 mm	0.3 mm	0.5～0.6 mm	0.2～0.24 mm	0.1 mm	1.5～1.7 mm

練習問題

問1：無血管の組織はどれか．**2つ選べ**．（52-10改題）

　　❶▶角膜　❷▶虹彩　❸▶網膜　❹▶水晶体　❺▶脈絡膜

問2：角膜について正しいのはどれか．

　　❶▶3層構造からなる．　❷▶屈折力は＋20Dである．

　　❸▶上皮細胞には再生能力がない．

　　❹▶知覚は中心部よりも周辺部で鋭敏である．

　　❺▶内皮細胞は角膜の透明性を維持する働きをもつ．

問3：最も強膜側にあるのはどれか．（48-77改題）

　　❶▶内境界膜　❷▶神経節細胞層　❸▶視細胞層

　　❹▶網膜色素上皮層　❺▶外境界膜

問4：視細胞について正しいのはどれか．

　　❶▶杆体は色覚に関与する．　❷▶錐体は光覚に関与する．

　　❸▶杆体は約500万個存在する．　❹▶錐体は約100万個存在する．

　　❺▶網膜中心部ほど錐体の密度が高い．

解答

問1：❶，❹　角膜と水晶体は眼内に光を取り入れる働きのため，無血管で透明

問2：❺　（❶ 5層構造　❷ ＋40D

　　　　　　　　❸ 再生しないのはBowman層と角膜内皮細胞　❹ 中心部で鋭敏）

問3：❹　硝子体側が内境界膜，強膜側が網膜色素上皮層

問4：❺　（❶ 光覚に関与　❷ 視力・色覚に関与　❸ 約1億個

　　　　　　　　❹ 500～600万個）

② 眼球付属器

眼瞼 （2版 p14, 3版 p14〜15, 国試 49-4, 49-118, 48-81）

☑ 眼球の保護と表面の乾燥を防ぎ，瞬目により涙液の排泄を促す．

☑ 開瞼・閉瞼に関与し，眼輪筋・上眼瞼挙筋・瞼板筋（Müller筋）からなる．

☑ 眼瞼の筋肉の特徴

	作 用	神経支配	筋
眼輪筋	閉瞼	顔面神経	横紋筋
上眼瞼挙筋	開瞼	動眼神経	横紋筋
瞼板筋	開瞼	交感神経	平滑筋

☑ 眼瞼の形を保つために瞼板があり，瞼板内には瞼板腺（Meibom腺）がある．

☑ 睫毛の部分にはアポクリン汗腺（Moll腺）と皮脂腺（Zeis腺）がある．

結膜 （2版 p15, 3版 p15〜16）

☑ 眼球の外表面を覆う粘膜組織

☑ 球結膜と瞼結膜に分けられ，両者の移行部を円蓋部という．

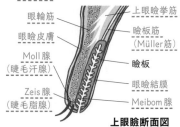

上眼瞼断面図

涙器 （2版 p16〜17, 3版 p16〜17, 48〜50, 国試 51-4, 50-6, 49-27, 49-76, 48-117）

☑ 涙液は主要成分である水分のほかに，蛋白や免疫グロブリンなどが含まれる．

☑ 涙液を産生する涙腺と，涙液の排泄に関係する涙道からなる．

☑ 涙腺は上結膜円蓋部の耳側にあり，涙液の分泌は毎分約1μLである．

☑ 涙液の厚さは5〜10μmで結膜嚢や眼表面に約10μL存在している．

☑ 涙液は油層・液層・ムチン層の3層からなり，pHは7前後である．

☑ 油層：Meibom腺より分泌，液層：涙腺より分泌，ムチン層：結膜の杯細胞と角膜上皮細胞から分泌

☑ 涙液の排出経路

涙腺→涙点→涙小管→総涙小管→涙嚢→鼻涙管→下鼻道

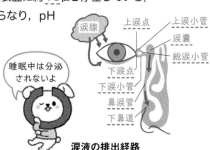

睡眠中は分泌されないよ

涙液の排出経路

6

外眼筋 （2版 p17, 3版 p17〜18, 国試 48-128, 47-86）

☑ 眼球には4本の直筋と2本の斜筋が付着し，眼球運動を行う．

	神経支配	起始部
外直筋	外転神経	総腱輪
内直筋	動眼神経	総腱輪
上直筋	動眼神経	総腱輪
下直筋	動眼神経	総腱輪
下斜筋	動眼神経	下眼窩縁内側
上斜筋	滑車神経	総腱輪

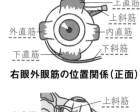

右眼外眼筋の位置関係（正面）

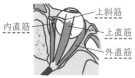

右眼外眼筋の位置関係（上方）

眼窩 （2版 p17〜18, 3版 p18, 国試 49-79, 47-8）

☑ 眼窩を構成する骨
- 頬骨・前頭骨・涙骨・篩骨・口蓋骨・蝶形骨・上顎骨

☑ 眼窩先端部を通る神経・血管

視神経管を通るもの	視神経，眼動脈
上眼窩裂を通るもの	動眼神経，滑車神経，外転神経，交感神経，眼神経，上眼静脈，下眼静脈
下眼窩裂を通るもの	眼窩下神経

練習問題

問1：涙液のムチン層の分泌に関与するのはどれか．**2つ選べ**．（50-6改題）

❶▶主涙腺　❷▶杯細胞　❸▶副涙腺

❹▶Meibom腺　❺▶角膜上皮細胞

問2：視神経管を通るのはどれか．**2つ選べ**．（47-8改題）

❶▶眼神経　❷▶眼動脈　❸▶交感神経　❹▶視神経　❺▶上眼神経

解答

問1：❷，❺　（❶，❸ 液層の分泌に関与　❹ 油層の分泌に関与）

問2：❷，❹　（❶，❸，❺ 上眼窩裂を通る）

3 **眼圧・房水**

眼 圧 （2版 p45〜46, 3版 p46〜47, 国試 50-37）

☑ 眼圧は房水産生量・房水流出率・上強膜静脈圧によって決定される.

☑ 眼圧の正常値：10〜21mmHg

☑ 日内変動や体位などによって変動する(p71参照).

房 水 （2版 p46〜47, 3版 p47〜48, 国試 52-81, 50-77, 48-83, 47-85）

☑ 蛋白や細胞成分をほとんどもたない透明の液体で，毛様体で産生される.

☑ 眼圧の恒常化，水晶体や角膜などの無血管組織への栄養供給を担う.

☑ 房水産生量は毎分2〜2.5μLである.

☑ 房水は毛様体から後房に分泌され，虹彩と水晶体の間を通って
瞳孔領から前房に出る．その後は以下の経路に分かれる.
①経線維柱帯流出路(約90%)
- 線維柱帯→Schlemm管→集合管→上
強膜静脈
②経ぶどう膜強膜流出路(約10%)
- 脈絡膜上腔→強膜→眼外

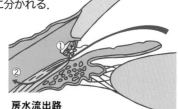

房水流出路

練習問題

問1：房水で正しいのはどれか．**2つ選べ**.
- ❶▶ 透明である． ❷▶ 蛋白質に富む． ❸▶ 眼圧に関与する.
- ❹▶ 産生量は毎分1μLである． ❺▶ 虹彩色素上皮で産生される.

問2：房水の流れで正しいのはどれか． (52-81)
- ❶▶ 毛様体突起→前房→瞳孔領→後房→Schlemm管→集合管→線維柱帯
- ❷▶ 毛様体突起→前房→瞳孔領→後房→線維柱帯→Schlemm管→集合管
- ❸▶ 毛様体突起→後房→瞳孔領→前房→集合管→線維柱帯→Schlemm管
- ❹▶ 毛様体突起→後房→瞳孔領→前房→Schlemm管→線維柱帯→集合管
- ❺▶ 毛様体突起→後房→瞳孔領→前房→線維柱帯→Schlemm管→集合管

解答

問1：❶，❸ （❷ 蛋白質は少ない ❹ 毎分2〜2.5μL ❺ 毛様体で産生される）

問2：❺ 経線維柱帯流出路である

4 I 視器の構造と機能
眼球の血管系

動脈系 （2版 p20〜21, 3版 p21〜22, 国試 51-77）

☑ 眼球に関わるのは，主に内頸動脈から分かれた<u>眼動脈</u>である．

☑ 眼動脈の枝
- 網膜中心動脈：眼球後方 <u>15〜20</u> mm で視神経に入り，<u>網膜内層</u>を栄養
- 後毛様体動脈：<u>ぶどう膜</u>に分布．短・長後毛様体動脈の2種類がある．
  - ①短後毛様体動脈：<u>脈絡膜</u>に分布．網膜外層と視神経乳頭を栄養
    強膜内で <u>Zinn-Haller</u> 動脈輪を形成
  - ②長後毛様体動脈：<u>虹彩と毛様体</u>に分布
- 前毛様体動脈：4直筋に沿って前進し，筋付着部で眼内に入る．
  外直筋に<u>1</u>本，他の3筋に<u>2</u>本ずつ分布

静脈系 （2版 p21〜22, 3版 p22）

☑ 眼球の静脈は主に2系統である．
- 網膜の環流：<u>網膜中心静脈</u>
- ぶどう膜の環流：<u>渦静脈</u>

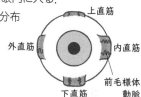

前毛様体動脈の分布（右眼）

練習問題

問1：網膜内層を栄養する血管はどれか．
- ❶ 渦静脈　❷ 前毛様体動脈　❸ 網膜中心動脈
- ❹ 短後毛様体動脈　❺ 長後毛様体動脈

問2：眼球の血管について正しいのはどれか．
- ❶ 眼動脈は外頸動脈の枝である．
- ❷ 眼動脈は上眼窩裂から眼窩内に入る．
- ❸ 短後毛様体動脈は網膜外層を栄養する．
- ❹ 長後毛様体動脈は視神経乳頭を栄養する．
- ❺ 前毛様体動脈は各直筋に2本ずつ存在する．

解答
問1：❸ 内層は網膜中心動脈，外層は短後毛様体動脈が栄養する
問2：❸ 　（❶ 内頸動脈の枝　❷ 視神経管から眼窩内に入る
　　　　❹ 虹彩と毛様体を栄養する　❺ 外直筋のみ1本，他は2本）

5 眼の発生

胚葉 (3版 p23, 国試 51-1, 50-1, 49-3, 47-1)

☑ 眼球の組織は神経外胚葉，表層外胚葉，中胚葉，神経堤細胞由来である．

☑ 外胚葉由来の神経堤細胞は中胚葉に取り込まれ間葉として分化する．

☑ 視覚器の発生

発生由来		器官
神経外胚葉		網膜，視神経，瞳孔括約筋，瞳孔散大筋，虹彩毛様体上皮　など
表層外胚葉		水晶体，角結膜上皮，眼瞼皮膚，睫毛，瞼板腺，涙腺　など
間葉	中胚葉	外眼筋，血管　など
	神経堤細胞	角膜実質・内皮，虹彩毛様体実質，隅角・線維柱帯，強膜，毛様体筋，脈絡膜，ぶどう膜，眼輪筋，瞼板　など

覚えるコツ！

- 神経外胚葉は神経系の組織が多く，表層外胚葉は外界と接している組織が多い！
- 眼球の組織で内胚葉由来のものはない！
- 覚えやすい神経外胚葉，表層外胚葉，中胚葉由来から覚えて残ったものを神経堤細胞由来と覚えると解きやすい！

練習問題

問1： 神経外胚葉由来の組織はどれか．(51-1 改題)

❶▶視神経　❷▶血管　❸▶角膜内皮　❹▶睫毛　❺▶脈絡膜

問2： 中胚葉由来の組織はどれか．(50-1 改題)

❶▶網膜　❷▶涙腺　❸▶ぶどう膜　❹▶水晶体　❺▶外眼筋

解答

問1：❶ (❷中胚葉由来　❸神経堤細胞由来　❹表層外胚葉由来　❺神経堤細胞由来)

問2：❺ (❶神経外胚葉由来　❷表層外胚葉由来　❸神経堤細胞由来　❹表層外胚葉由来)

6 I 視器の構造と機能
視神経・視路

ニューロン （2版 p24, 3版 p25, 国試 52-7, 47-90）

☑ 神経を構成する細胞で, 細胞体と樹状突起, 軸索からなる.
- 光受容ニューロン：視細胞
- 第1ニューロン：双極細胞
- 第2ニューロン：神経節細胞
- 第3ニューロン：外側膝状体

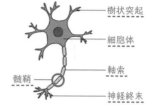

神経細胞（ニューロン）

視神経 （2版 p19, 24, 3版 p19, 25, 国試 51-84, 49-1）

☑ 視神経乳頭から視交叉までを視神経という.
☑ 直径は約3.0mmで, 眼窩内での長さは約30mmである.
☑ 100～120万本の神経線維からなる.
☑ 眼内で無髄だった神経線維は視神経では有髄になる.
- 情報伝達の速さ：無髄神経 ＜ 有髄神経
- 何らかの原因で髄鞘が破壊されることを脱髄という.
- 脱髄性疾患：多発性硬化症, Fisher症候群

☑ 視神経は損傷すると再生しない.

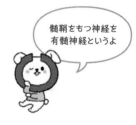

髄鞘をもつ神経を
有髄神経というよ

視路 （2版 p19～20, 24～28, 3版 p19～20, 25～28, 国試 50-7）

☑ 視細胞から視神経を経て後頭葉に至る視覚伝達の経路を視路（視覚伝導路）という.
- 視神経→視交叉→視索→外側膝状体→視放線→後頭葉

☑ 視路の障害が起こると視野障害を起こす（p31参照）.

練習問題

問1：視神経について**誤っている**のはどれか.
- ❶ 髄鞘がある.　❷ 眼窩内では約30mmである.
- ❸ 500万本の神経線維からなる.
- ❹ 脳圧が上昇すると軸索流がうっ滞する.
- ❺ 視細胞の興奮は双極細胞から神経節細胞に伝わる.

解答
問1：❸ 100～120万本である.

7 脳と脳神経

🚩 **脳** （2版 p28〜29，3版 p28〜30，国試 52-87，50-80，48-82）

☑ 脳は<u>大脳</u>，<u>小脳</u>，<u>間脳</u>，<u>脳幹</u>に分けられる.

- 大脳 ：物事を理解して決断し，経験を記憶に蓄え，言語を理解して用いるなど
  高度で複雑な統合作用を行っている.
  大脳半球の外側表面は<u>4つの葉</u>に分けられる.

  ① 前頭葉：<u>精神活動</u>，<u>運動性言語</u>に関わる.
  ② 頭頂葉：<u>体性感覚</u>に関わる.
  ③ 後頭葉：<u>視覚</u>に関わる.
  ④ 側頭葉：<u>聴覚</u>，<u>視覚性認知</u>に関わる.

- 小脳 ：<u>運動調節</u>や運動の記憶・学習，<u>眼球運動</u>などに関わる.
  <u>姿勢保持</u>，運動の円滑化などに関わる.

- 間脳 ：<u>視床</u>と<u>視床下部</u>からなる.
  視床下部の下に<u>下垂体</u>が下がっている.
  <u>外側膝状体</u>が存在し，視覚情報の処理を行う.
  外側膝状体は大細胞層（<u>1</u>，<u>2</u>層）と小細胞層（<u>3</u>，<u>4</u>，<u>5</u>，<u>6</u>層）の<u>6</u>層構造.
  大細胞層で中継された情報は<u>M系経路</u>（位置・動きに関する動態視覚：
  <u>動的立体視</u>）に関与する.
  小細胞層で中継された情報は<u>P系経路</u>（色・形に関する形態視覚：<u>静的
  立体視</u>）に関与する.
  視床は<u>感覚情報</u>の中継，運動機能調節の補助などに関わる.
  視床下部は体温調節，<u>概日リズム</u>（日内リズム）の形成などに関わる.

- 脳幹 ：<u>中脳</u>，<u>橋</u>，<u>延髄</u>からなる.
  <u>脳神経核</u>や反射中枢が存在し，大脳，小脳，脊髄などと連絡して
  広い領域に影響を及ぼすので生命活動に重要な役割をもつ.
  中脳には<u>対光反応</u>や姿勢反射の中枢が存在する.

大脳
人体の司令塔

精神や肉体の活動を
制御する最高中枢
感覚・思考・情動・記憶に関わる

小脳
運動機能

運動学習の中枢
体の平衡感覚の保持，姿勢の維持，
運動の円滑化に関わる

脳幹
生命維持

無意識的生命活動の中枢
呼吸や睡眠，心拍数の調整など

脳の構造

脳神経 (2版 p29, 3版 p30, 国試 51-2, 51-8, 51-76, 49-80, 48-76, 48-81, 47-10)

☑ 脳神経は左右 <u>12</u> 対あり中枢神経系から出る前方から順にⅠ〜Ⅻの番号がつく.

Ⅰ：嗅神経
Ⅱ：視神経 　　　　}　脳幹より上から出る

Ⅲ：動眼神経
Ⅳ：滑車神経 　　　}　中脳から出る

Ⅴ：三叉神経
Ⅵ：外転神経
Ⅶ：顔面神経 　　　}　橋から出る
Ⅷ：内耳神経

Ⅸ：舌咽神経
Ⅹ：迷走神経
Ⅺ：副神経 　　　　}　延髄から出る
Ⅻ：舌下神経

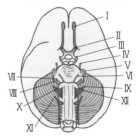

脳神経

覚えるコツ！

嗅いで見る動く車の三の外，顔耳下の迷う副舌

↑　↑　↑　↑　↑　↑　↑ ↑ ↑　↑　↑ ↑
Ⅰ　Ⅱ　Ⅲ　Ⅳ　Ⅴ　Ⅵ　Ⅶ Ⅷ Ⅸ　Ⅹ　Ⅺ Ⅻ

☑ 眼と関係するのはⅡ〜Ⅶである.

脳神経		分布する組織	神経支配	作 用
Ⅱ 視神経		● 視神経	● 知覚神経	● 視覚入力
Ⅲ 動眼神経		● 上直筋	● 運動神経	● 眼球運動
		● 下直筋	● 運動神経	● 眼球運動
		● 内直筋	● 運動神経	● 眼球運動
		● 下斜筋	● 運動神経	● 眼球運動
		● 上眼瞼挙筋	● 運動神経	● 眼瞼挙上・開瞼
		● 毛様体筋	● 副交感神経	● 調節
		● 瞳孔括約筋	● 副交感神経	● 縮瞳
Ⅳ 滑車神経		● 上斜筋	● 運動神経	● 眼球運動
Ⅴ 三叉神経	第1枝	● 頭頂〜鼻	● 知覚神経	● 顔面知覚
	第2枝	● 上顎〜頬部	● 知覚神経	● 顔面知覚
	第3枝	● 下顎〜側頭部	● 知覚神経	● 顔面知覚
			● 運動神経	● 咀嚼運動
Ⅵ 外転神経		● 外直筋	● 運動神経	● 眼球運動
Ⅶ 顔面神経		● 眼輪筋	● 運動神経	● 閉瞼
		● 前頭筋	● 運動神経	● 眉毛挙上
		● 舌の前2/3	● 知覚神経	● 舌の前2/3の味覚
		● 涙腺など	● 副交感神経	● 涙液の分泌

8 眼球運動系

眼球運動の種類 （2版 p30〜35， 3版 p31〜36， 国試 51-127, 50-33, 49-8, 47-126）

- ☑ 衝動性眼球運動（saccadic eye movement）
- ☑ 滑動性追従運動（smooth pursuit eye movement）
- ☑ 前庭眼反射 （vestibulo-ocular reflex：VOR）
- ☑ 視運動性眼振 （optokinetic nystagmus：OKN）
- ☑ 両眼離反運動 （vergence eye movement）
- ☑ 衝動性眼球運動
  - 注視したい物の像を中心窩にもってくるために働く速い眼球運動
  - 前頭眼野（FEF）と上丘（SC）が衝動性眼球運動の調節を行う.
  - FEFからの信号は主に2つの経路で眼球運動の中間中枢へ伝達される.
    ①FEFからSCに至る.
    ②FEFから傍正中橋網様体（PPRF）と内側縦束吻側間質核（riMLF）に至る.
  - PPRFは水平眼球運動，riMLFは垂直眼球運動の中枢である.
  - 水平眼球運動の経路
    ：PPRF→外転神経核→同側の外転神経→同側の外直筋
    　内側縦束→対側の動眼神経核→対側の内直筋

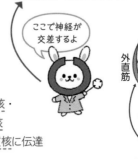

ここで神経が
交差するよ

  - 垂直眼球運動の経路
    ：riMLF→滑車神経核・
    　　　　　動眼神経核
    ※一部はCajal間質核に伝達

- ☑ 滑動性追従運動
  - ゆっくり移動している視標を常に中心窩
    に保つための滑らかな眼球運動
  - 生後5ヵ月ほどの間に発達し，両眼で対
    象を追従できるようになる.
  - 一次視覚野で位置情報を，高次視覚野で速度情報を分析している.

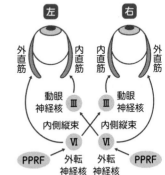

水平眼球運動の経路

☑ **前庭眼反射**
- 頭を動かしても視線の方向を一定に保つために眼を頭とは<u>逆方向</u>に動かす反射
- 三半規管のリンパの流れが<u>前庭神経核</u>を刺激することで起こる.

☑ **視運動性眼振**
- 連続して動いている視標を次々に追うことによって誘発される<u>生理的</u>な眼振
- <u>滑動性追従運動</u>(視標を追う)と<u>衝動性眼球運動</u>(元の位置に戻る)が交互に連続する.

☑ **両眼離反運動**
- 両眼を反対方向に動かす眼球運動で, <u>輻湊</u>と<u>開散</u>がある.
- 輻湊：両眼を<u>内転</u>させる運動で, 主に<u>近見</u>時に生じる.
- 輻湊は主に<u>4つ</u>の要素から構成される(p58参照).
  ① <u>緊張性輻湊(TC)</u>：解剖学的安静位から生理的安静位まで寄せる輻湊
  ② <u>調節性輻湊(AC)</u>：近くを見るときに固視点に鮮明な像を結ぶよう調節が行われ, その際に起こる輻湊
  ③ <u>近接性輻湊(PC)</u>：視標が近くにあるという感覚によって起こる輻湊
  ④ <u>融像性輻湊(FC)</u>：ACを微調整して中心窩に像を合わせる輻湊
- 開散：両眼を<u>外転</u>させる運動で, 主に<u>遠見</u>時に生じる.
- 開散幅は輻湊幅と比べて<u>少ない</u>.

練習問題

問1： 垂直眼球運動に関与するのはどれか. **2つ選べ.** (47-126改題)
- ❶ ▶ 大脳脚
- ❷ ▶ 内側縦束
- ❸ ▶ Cajal間質核
- ❹ ▶ 傍正中橋網様体
- ❺ ▶ 内側縦束吻側間質核

解答

問1：❸, ❺ 垂直眼球運動の中枢は内側縦束吻側間質核で, Cajal間質核は速度情報を位置情報に変換する働きがある.

9 自律神経系

🚩 自律神経系　(2版 p38〜40, 3版 p39〜41, 国試 48-2, 47-76, 47-78)

- ☑ 神経系は機能の面から体性神経系と自律神経系に分けられる.
  - 体性神経系：骨格筋の運動や体性感覚に関わる.
    自分の意思に基づいて動く(随意).
  - 自律神経系：呼吸, 消化, 分泌, 循環など生命活動の維持に関わる.
    無意識に働く(不随意).
- ☑ 自律神経系は内臓, 心筋, 平滑筋など, ほぼ全身に分布する.
- ☑ 生体の恒常性の維持に重要な役割を果たしている.
- ☑ 交感神経と副交感神経の2つがある.
  - 交感神経　：緊急時, ストレスのかかったときに働く.
  - 副交感神経：ストレスがなく安定しているときに働く.
- ☑ 自律神経系の支配には体性神経系と異なる3つの特徴がある.
  - ① 自律性支配：無意識に器官を調節する.
  - ② 二重支配　：1つの器官は交感神経と副交感神経の両方から支配される.
  - ③ 拮抗支配　：同じ器官に対する交感神経と副交感神経の作用は拮抗する.
- ☑ 神経走行
  - 交感神経　：視床下部→毛様体脊髄中枢→上頸交感神経節→瞳孔散大筋
    →Müller筋
  - 副交感神経：Edinger-Westphal (E-W)核→毛様体神経節→瞳孔括約筋
    →毛様体筋
- ☑ 2種類の神経伝達物質によって刺激が伝えられる. それぞれ受容体に結合して作用を発揮する.

	節前線維	受容体	節後線維	受容体
交感神経	アセチルコリン →結合	ニコチン受容体	ノルアドレナリン →結合	α, β受容体
副交感神経	アセチルコリン →	ニコチン受容体	アセチルコリン →	ムスカリン受容体

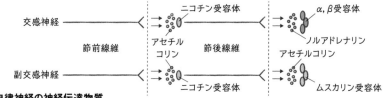

自律神経の神経伝達物質

☑ 自律神経系の作用は表のとおり.

効果器官	交感神経	副交感神経
瞳孔	散瞳	縮瞳
心臓	心拍数増加	心拍数減少
気管支	拡張	収縮
血管	収縮(血圧上昇)	拡張(血圧低下)
胃腸	運動抑制	運動促進

覚えるコツ!

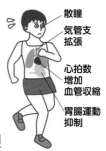

● 自律神経系作用の覚え方

☑ **交感神経と副交感神経は**ほぼ逆の働き**をする!**
→どちらかの働きを覚えていれば解ける!
☑ **交感神経の覚え方……走っているときを考える!**
- 眼を開けていないとこけてしまう:散瞳が大事
- 身体に多くの酸素を取り込みたい:気管支拡張
- 全身に酸素を送らないといけない:心拍数増加
- 運動するために多くの血液を送る:血管収縮(血圧上昇)
- 走っているときに消化は必要ない:胃腸運動抑制

（図中ラベル）散瞳／気管支拡張／心拍数増加 血管収縮／胃腸運動抑制

練習問題

問1:交感神経の作用はどれか. 2つ選べ. (47-78改題)

❶▶ 発汗　❷▶ 縮瞳　❸▶ 血圧低下

❹▶ 心拍数増加　❺▶ 涙液分泌促進

問2:交感神経について誤っているのはどれか. (48-2改題)

❶▶ 無髄である.　❷▶ 自律神経である.　❸▶ 涙腺に分布する.

❹▶ 消化管の運動を促進する.

❺▶ 節前線維の伝達物質はアセチルコリンである.

解答

問1:❶, ❹　(❷, ❸, ❺ は副交感神経の作用)

問2:❹ 消化管の運動は抑制される.

10 対光反応（反射）・近見反応

対光反応 （2版 p41，3版 p42，
国試 52-101，51-100，49-78，49-103，47-5）

☑ 光を眼に当てたときに縮瞳することを対光反応という．

☑ 直接対光反応と間接対光反応の2種類がある．

- 直接対光反応：光を直接当てた眼が縮瞳する．
- 間接対光反応：光を当てていない側の眼も縮瞳する．

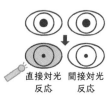

直接対光　　間接対光
反応　　　　反応

☑ 対光反応の経路

- 求心路：❶網膜→❷視神経→❸視交叉→❹視索→
  ❺視蓋前域
- 遠心路：❻E-W核→❼動眼神経核→
  ❽毛様体神経節→❾瞳孔括約筋

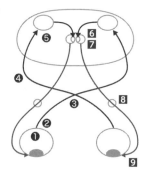

対光反応の経路

☑ 対光反応の障害

	求心路障害 例：右眼視神経の障害	遠心路障害 例：右眼動眼神経の障害
所見	R　　　L 直接（✕）　間接（✕） 間接（○）　直接（○）	R　　　L 直接（✕）　間接（○） 間接（✕）　直接（○）
病態	患眼に光を当てたとき，入力系が障害されるため，患眼の直接対光反応と健眼の間接対光反応が減弱または消失する．健眼に光を当てたとき，患眼の遠心路は正常なので，健眼の直接対光反応と患眼の間接対光反応は起こる．	患眼は出力系が障害されているため左右のどちらから光を当てても縮瞳ができない．直接・間接対光反応ともに減弱または消失する．健眼は直接・間接対光反応ともに起こる．

● テストでは表を書いて解いてみよう！

光の**入力**が
できないから
右眼の直接と
左眼の間接がダメ！

右視神経障害

	R	L
直接	×	○
間接	○	×

右動眼神経障害

	R	L
直接	×	○
間接	×	○

光の**出力**が
できないから
右眼の直接・
間接がダメ！

表で確認すると
間違いが減るよ！

☑ 交互点滅対光反射試験（swinging flashlight test）

● 片眼性の軽度障害では対光反応の減弱が判別しにくいときに有用

● 左右眼交互に光を当てて両眼の瞳孔の左右差をみる．

● 健眼に光を当てた状態から患眼に光を移動させると，散瞳が起こる．
これを患眼の相対的瞳
孔求心路障害（RAPD）
陽性もしくはMarcus
Gunn瞳孔という．

● 遠心路に障害がないこ
とが前提

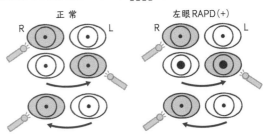

交互点滅対光反射試験

近見反応 （2版 p42〜43，3版 p43〜44，国試 50-12，49-101）

☑ 遠くから近くを見るときに輻湊・調節・縮瞳の3つが起こる．

● 輻湊：両眼を内転させ，視線を合わせる．

● 調節：屈折力を強め，網膜上にピントを合わせる．

● 縮瞳：光量の調節，焦点深度を増す．

☑ 輻湊→調節→縮瞳の順番に起こる．

練習問題

問1：対光反射に関与しない部位はどれか． (47-5改題)

❶▶視細胞　❷▶視交叉　❸▶視蓋前域

❹▶外側膝状体　❺▶毛様体神経節

解答

問1：❹ 対光反射の求心路は外側膝状体の前で視路から分かれ視蓋前域に向かう．

保健医療福祉

視能訓練士法 （2版 p448〜450, 3版 p464〜466, 国試 51-81）

- ☑ 厚生労働大臣が免許を交付する.
- ☑ 視能訓練士は名称独占である.
- ☑ 守秘義務がある←視能訓練士をやめても義務は継続する.

視能訓練士の業務 （2版 p448〜450, 3版 p464〜466, 国試 52-84, 50-84, 49-23, 47-96）

☑ 視能訓練士の業務内容

医師の指示	● 眼科検査一般(視力・視野・色覚・屈折・両眼視機能・超音波・前眼部写真撮影・光干渉断層撮影など) ● コンタクトレンズの装脱指導　など
医師の 具体的指示	● 視能訓練(抑制除去訓練・異常対応矯正訓練・眩惑刺激法・残像法) ● 散瞳薬・調節麻痺薬の点眼 ● 電気生理検査(網膜電図・眼球電図・電気眼振図・視覚誘発電位) ● 眼底写真撮影, 蛍光眼底造影　など
行えない	● 疾病の診断　　　　● 眼球注射 ● 手術器具の手渡し　● 術眼への水かけ ● 人体への影響が大きい検査(涙道通水通色素検査)　　など

診療録（カルテ） （2版 p455〜459, 3版 p470〜472, 国試 52-31, 50-107, 49-22, 48-20, 48-21, 47-21）

- ☑ 医療関係者が作成する諸記録(診療内容・経過・検査データ・手術記録)
- ☑ 保存期間は5年

医療安全管理（リスクマネージメント） （2版 p460〜462, 3版 p473〜475, 国試 51-28, 51-111, 50-129, 49-85, 48-98）

- ☑ リスクマネージメント……事故を未然に防止すること, 発生した事故を速やかに処理することで損害を最小限にすること
- ☑ インシデント……アクシデントにつながるか, つながるおそれのあるもの
  - ● ヒヤリ・ハットと同義語
  - ● 誤った医療行為を患者に実施する前に見つけた場合や誤った医療行為が実施されたが, 結果として患者に影響を及ぼすには至らなかった場合
- ☑ アクシデント……医療事故のこと
  - ● 誤った医療行為などにより患者に死亡・傷害・疾病・被害などの損失を引き起こした場合

☑ 医療事故とは医療に関わるすべての人身事故のこと

- 過失のある医療事故……<u>医療過誤</u>

☑ 何か問題が起きたときは<u>インシデント・アクシデント</u>報告を提出する.

☑ インシデント・アクシデントのレベル分類

分 類	影響度	内 容
インシデント	レベル0	誤ったことが発生したが，患者には実施されなかった.
	レベル1	誤ったことが発生し，患者に実施されたが，変化がなかった.
	レベル2	事故により患者に変化が生じ，一時的な観察や検査が必要となったが，治療の必要はなかった.
アクシデント	レベル3	事故のため治療が必要となった.
	レベル4	事故のため長期的な治療が必要となった.
	レベル5	事故が死因となった.

医療面接 （3版 p209，国試 52-14, 52-85, 51-98, 51-101, 51-110, 50-106, 49-21, 49-24, 48-22）

☑ 医療面接の基本は，傾聴，観察，<u>共感</u>，
たずねるの4つを用いて言語的・非言語
的コミュニケーションを図ることである.

- 良い例：右図参照
- 悪い例：話を聞こうとしない，カルテ
しか見ていない，相づちを打
たない，質問しない

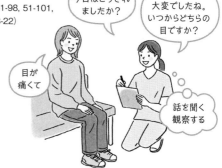

問1：医療安全管理について**誤っている**のはどれか.

❶▶過失のある医療事故を医療過誤という.

❷▶インシデントは医療事故と同義である.

❸▶ヒヤリ・ハットが起こった場合は報告する必要がある.

❹▶誤ったことが発生したが患者には実施されなければインシデントで
ある.

❺▶点眼する左右眼を間違え患者に治療が必要になった場合はアクシデ
ントである.

解答

問1：**❷** アクシデントが同義である.

2章

基礎視能矯正学

① 視力の評価

形態覚の尺度 （2版 p55， 3版 p55， 国試 52-21， 52-113， 50-26， 48-101）

☑ 形態覚は表の4種類に分類される.

種　類	定　義	代表的な検査
最小視認閾 ・ 🐰	1点または1線を認める閾値	森実ドットカードなど
最小分離閾 C ▥	2点または2線を識別して感じる閾値	Landolt環，縞視力(PL法，grating acuity card法，OKN法)など
最小可読閾 りへに	文字を判読できる閾値	ひらがな視標，カタカナ視標，アルファベット視標，絵視標など
副尺視力 ✛	2線または3点が1線になる閾値	

視力の評価 （2版 p55〜56， 3版 p55， 国試 52-32， 50-89， 47-22）

☑ 眼がかろうじて判別できる2点または2線が眼に対してなす角度

　　→最小可視角（視角）……「分」（′）で表す

☑ 最小可視角と小数視力は逆数の関係

- 小数視力が0.1であれば　　<u>1/0.1</u>　＝　視角は　　　　<u>10分</u>！
- 視角が2分であれば　　　　<u>1/2</u>　＝　小数視力は　　<u>0.5</u>！

☑ 標準視標として<u>Landolt</u>環が使用され，サイズには規定がある.

☑ 視角1分，小数視力1.0のとき

- 環の切れ目と太さ……<u>1.5</u>mm
- 外径……<u>7.5</u>mm（切れ目の5倍）

☑ 視角は分だけではなく，度や秒にも変換できる.

- 視角　<u>1</u>度（°）＝60分＝<u>3600</u>秒（″）
- 視角　<u>1/60</u>度＝1分＝<u>60</u>秒

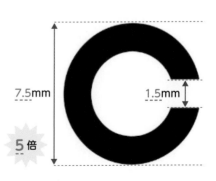

7.5mm　　1.5mm

5倍

標準Landolt環

関連項目

● 代表的な視角とLandolt環の大きさの関係

	視角	切れ目の直径	外径の直径	小数視力
	1分	1.5mm	7.5mm	1.0
	2分	3.0mm	15.0mm	0.5
	5分	7.5mm	37.5mm	0.2
	10分	15.0mm	75.0mm	0.1

2倍　　　　　　　　　　　　　　　　　　　　　　$\frac{1}{2}$倍

覚える
コツ！

☑ 視角がα倍になるとLandolt環の大きさもα倍となる
☑ 視角がα倍になると小数視力は$1/\alpha$倍となる

練習問題

問1： 視力0.2のLandolt環の切れ目の視角（分）はどれか.

❶ ▶ 1分　❷ ▶ 2分　❸ ▶ 4分　❹ ▶ 5分　❺ ▶ 10分

問2： 切れ目の視角が2.5分のLandolt環を識別できる視力はどれか.

❶ ▶ 0.1　❷ ▶ 0.2　❸ ▶ 0.4　❹ ▶ 0.5　❺ ▶ 0.8

問3： 小数視力0.5のLandolt環の切れ目の大きさ（mm）はどれか.

❶ ▶ 1.5　❷ ▶ 3.0　❸ ▶ 3.75　❹ ▶ 4.5　❺ ▶ 7.5

問4： 切れ目の視角が2分のLandolt環の外径の大きさ（mm）はどれか.

❶ ▶ 3.75　❷ ▶ 5.0　❸ ▶ 7.5　❹ ▶ 15.0　❺ ▶ 37.5

問5： 視力検査で**誤っている**のはどれか.　(48-101, 47-22改題)

❶ ▶ 2点を識別できる閾値は最小分離閾である.

❷ ▶ 縞視力は最小視認閾で視力を評価している.

❸ ▶ 小数視力0.5の切れ目の視角は120秒である.

❹ ▶ 小数視力0.1の切れ目の視角は0.16度である.

❺ ▶ 小数視力は最小可視角の逆数を小数で表したものである.

解答

問1：❹ 1/0.2＝5分　　　問2：❸ 1/2.5＝0.4　　問3：❷ 1.5×2＝3mm
問4：❹ 7.5×2＝15mm　問5：❷ 縞視力は最小分離閾で評価

② 視力検査の種類

遠見視力と近見視力 （2版 p56, 3版 p56, 国試 48-101, 47-22）

☑ 遠見視力の距離は 5m

　ただし，欧米では 20ft や 6m が使われる．

☑ 近見視力の距離は 30cm

分数視力（欧米で使われる） （2版 p56, 3版 p56）

☑ 分数をそのまま小数に直すと小数視力になる．

　分子：検査距離

　分母：その視標を視力 1.0 の人がかろうじて判別できる距離

　● 分数視力 20/20 であれば小数視力 1.0

　● 分数視力 20/40 であれば小数視力 0.5

片眼視力と両眼視力 （2版 p56, 3版 p56, 国試 52-106, 48-51）

☑ 両眼視力は片眼視力よりも 10％程度良好（両眼加重効果）

☑ 両眼視力と片眼視力に差がある疾患では両眼視力を測定する．

　● 潜伏眼振……両眼視力＞片眼視力（片眼遮閉で眼振が起こるため著しく視力低下）

　● 斜位近視……両眼視力＜片眼視力（両眼開放で近視化）

対数視力（logMAR 値） （2版 p56, 3版 p56, 国試 51-34, 50-67, 49-97, 48-100）

☑ logMAR 値は最小可視角を対数で表したもの

☑ 視角と小数視力と logMAR 値の表

　● 各段は 0.8 倍の視角の変化で，
　　等間隔であるため段階評価が可能！

　● 小数視力　0.1 の logMAR 値 ＋1.0
　　　　　　　0.4 の logMAR 値 ＋0.4
　　　　　　　1.0 の logMAR 値　0.0

　● logMAR 値の 3 段階の改善は
　　小数視力の 2 倍の値

☑ 測定には ETDRS チャートが使われる．

　● 検査距離は 4m

　● Landolt 環視標や文字視標がある．

視角	小数視力	logMAR 値
10.0	0.1	+1.0
8.0	0.125	+0.9
6.3	0.16	+0.8
5.0	0.2	+0.7
4.0	0.25	+0.6
3.1	0.32	+0.5
2.5	0.4	+0.4
2.0	0.5	+0.3
1.6	0.63	+0.2
1.25	0.8	+0.1
1.0	1.0	0.0
0.8	1.25	−0.1
0.6	1.6	−0.2
0.5	2.0	−0.3

×0.8（10.0→8.0→6.3→5.0）　×2

ここは
よく出る！

縞視力 （2版 p56, 61, 3版 p56〜57, 59〜61, 国試 52-23）

☑ 判別できる縞の幅で視力を評価する.

☑ 縞幅は空間周波数(c.p.d.：cycle / degree)で表示される.

☑ 縞視力÷30＝小数視力 ◀─── 30で割る！と覚えよう！

- 縞視力30c.p.d.＝小数視力1.0
- 小数視力0.2＝縞視力6 c.p.d.

コントラスト感度 （2版 p63, 3版 p63, 国試 47-16）

☑ 周波数(縞幅)とコントラストを変え，縞が認知できなくなる限界を調べる.

☑ 縞幅が太い ……低周波　　　　細い……高周波

☑ 白黒の濃淡が濃い……高コントラスト　　薄い……低コントラスト

- 高周波数領域の低下：白内障初期，LASIK術後など
- 低周波数領域の低下：緑内障，視神経疾患など
- 全周波数領域の低下：黄斑部疾患，網膜疾患など

☑ 正常者では空間周波数の増加に伴いコントラスト感度が高くなるが，ピークに達すると空間周波数の増加に伴い減少する→空間周波数特性(MTF)

練習問題

問1： 小数視力が0.4であった. logMAR値で3段階上昇した時の小数視力はどれか.

❶▶ 0.1　❷▶ 0.2　❸▶ 0.5　❹▶ 0.8　❺▶ 1.0

問2： 視力検査の種類について**誤っている**のはどれか.

❶▶ 分数視力の分子は検査距離を表す.

❷▶ ETDRSチャートは4mの距離で行う.

❸▶ 3cycles/degreeは小数視力0.1に相当する.

❹▶ 斜位近視では両眼視力より片眼視力が良好である.

❺▶ 正常者のコントラスト感度は空間周波数の増加に比例し高くなる.

解答

問1：❹ 小数視力0.4のlogMAR値は＋0.4. 3段階上昇すると＋0.1. 小数視力にすると0.8となる.

問2：❺ 低周波数側で低かったコントラスト感度が視標の空間周波数が増すとピークに達し，その後，空間周波数の増加に伴い減少する.

3 視力検査法

並列視力検査 (2版 p59, 3版 p59, 国試 48-101)

☑ <u>過半数</u>を正答した段の視標を視力値とする.

- 1段が5つの視標ならば, <u>3</u>つ以上判別できればよい.

単一視力検査 (2版 p59, 3版 p59, 国試 48-101)

☑ 0.1以下の視力や小児の視力を測定する際は単一視標を使う.

- 斜め方向は呈示せず, <u>4</u>方向のうち<u>3</u>方向の正解で視力値とする.

0.1以下の視力検査 (2版 p57, 3版 p57, 国試 47-22)

☑ 5m用の<u>0.1</u>視標を近づけて, 距離によって換算する.

☑ 0.1 × x (m) /5

- 2mの距離で判別できた場合:0.1 × <u>2</u>/5 = <u>0.04</u>

0.01以下の視力検査 (2版 p57, 3版 p57)

☑ 眼前で指を見せ, 指の本数を問い, 認識できた距離を測定→<u>指数弁</u>

- 30cmで指の本数がわかった場合の記載……30cm/指数弁(n.d./c.f./F.Z.)

☑ 眼前で手を動かし判別できるか問う→<u>手動弁</u>

- 記載……手動弁(m.m./h.m./H.B.)

☑ 暗室で光を瞳孔に入れて明暗を判別できるか問う→<u>光覚弁</u>

- 記載……光覚弁(s.l./l.s./L.S.)
- 光覚弁(−)の場合は視力0

小児の視力検査 (2版 p56, 59, 3版 p56, 59, 国試 52-46, 49-50, 49-52, 48-101)

☑ 小児(6~8歳以下)では<u>読み分け困難</u>が起こる.

☑ Landolt環<u>字ひとつ視力(単一)</u>><u>字づまり視力(並列)</u>

☑ 5mで<u>単一視標</u>を順次小さくする(指差しや模型ハンドルを使用する).

関連項目

☑ 小児の検査で距離を変えたときの換算法
使用した視標の視力値 × x (m) /5

- 1.0の視標を使用し, 2.5mで判別できた場合1.0 × 2.5/5 = <u>0.5</u>

> 小児では5mで集中が続かないときは距離を近づけて検査するよ!

乳幼児の視力検査

（2版 p59〜61, 3版 p59〜61, 国試 52-23, 51-24, 50-65, 48-99, 47-110）

☑ Landolt環字ひとつ視力が不可能な幼児→難易度の低い<u>自覚</u>的検査

- <u>絵視標</u>……動物などが描かれたカードを見せ名前を答えさせる.
- <u>ドットカード法</u>……ウサギやクマの眼の位置と大きさが変えてあるカードの眼の位置を答えさせる.
  - ・検査距離：<u>30 cm</u>

☑ 自覚的検査ができない乳幼児→<u>縞視力</u>を用いた<u>他覚</u>的検査

- <u>PL法</u>……無地の均質な面よりも，縞模様を好んで固視するという心理的特性を利用した方法
  - ・grating acuity cardやTeller acuity cardも同じ原理
- <u>視運動性眼振（OKN）</u>……白黒の縦縞を一定の速度で水平に動かし，視運動性眼振を誘発させ他覚的に評価する.
- <u>視覚誘発電位（VEP）</u>……視覚刺激をしたときに得られる誘発電位で他覚的に評価する.

練習問題

問1：視力検査で誤っているのはどれか. （48-101 改題）

❶▶ 4歳児に単一視標を用いる.
❷▶ 小児では字づまり視力より字ひとつ視力が良好である.
❸▶ 単一視力検査では4方向のうち3方向の正解でその視力値となる.
❹▶ 5m視力表の0.1の視標を3mで判別できれば視力は0.04である.
❺▶ 5m視力表の2.0の視標を10mで判別できれば視力は4.0である.

問2：小児の検査を距離を変えて行った. 5m視力表の1.2を使用し，2.5mで判別できた. 視力はいくつか.

問3：乳児の視力検査で用いる視標はどれか. （51-24, 48-99改題）

❶▶ 絵視標　❷▶ 縞視標　❸▶ 単一視標
❹▶ 並列視標　❺▶ ドットカード

解答

問1：❹ 0.1 × 3/5 ＝ 0.06
問2：0.6　1.2 × 2.5/5 ＝ 0.6
問3：❷ 乳児では他覚的検査を用いる.

4 視野異常

視野異常の種類 （2版 p66〜69, 3版 p68〜71）

☑ 暗点：中心暗点，Bjerrum暗点，輪状暗点など

☑ 欠損：半盲，四半盲，鼻側階段など

☑ 狭窄・その他：求心狭窄，らせん状視野，管状視野など

疾患と視野異常 （2版 p66〜69, 3版 p68〜71, 国試 52-42, 52-145, 50-34, 50-98, 49-30, 49-67, 48-25, 48-126, ほか）

☑ 各疾患病変がきたす視野異常は以下のとおり

疾患名，病変部位	視野異常
緑内障	● マ盲点拡大・露出 ● 傍中心暗点 ● Bjerrum暗点，弓状暗点 ● 鼻側欠損・階段 ● 穿破，求心性視野狭窄
網膜色素変性	● 輪状暗点 ● 求心性視野狭窄
視神経疾患	● 中心暗点 ● 盲中心暗点（球後視神経炎） ● マ盲点拡大（うっ血乳頭） ● 水平半盲（虚血性視神経症）
加齢黄斑変性	● 中心暗点
視路疾患	● 同名半盲 ● 同名性上四半盲 　（Meyer loop） ● 同名性下四半盲 ● 両耳側半盲（下垂体腺腫）

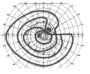

Bjerrum暗点，鼻側階段　　**弓状暗点**

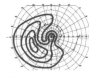
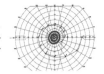

穿破　　**求心性視野狭窄**

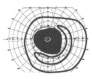
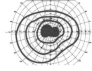

輪状暗点　　**盲中心暗点**

心因性視能障害（身体表現性障害）による視野異常 （2版 p439, 3版 p454, 国試 52-35）

☑ 心因性視能障害は各視野計で以下の視野異常を示す．

● 動的視野計：求心性視野狭窄，らせん状視野，星型視野

● 平面視野計：管状視野

● 静的視野計：水玉様視野欠損，花環状視野

視路障害と視野異常

（2版 p307～310, 3版 p314～318, 国試 52-72, 51-107, 50-45, 50-71, 49-44, 49-90, 48-41）

☑ 図の ── 線部が障害されると下記の視野異常をきたす.

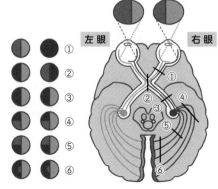

障害部位	視野異常
①右視神経	右眼のみ
②視交叉	両耳側半盲
③右視索	左同名半盲, 黄斑分割
④右側頭葉	左上同名性四半盲
⑤右頭頂葉	左下同名性四半盲
⑥右後頭葉	左同名半盲, 黄斑回避

視路の障害と視野異常

☑ 視路疾患は後頭葉に近づくほど調和性（左右眼の視野異常の形が似ている）の視野異常を生じる.

練習問題

問1：疾患と視野障害の組合せで**誤っている**のはどれか.

❶▶緑内障 ──────── 傍中心暗点

❷▶下垂体腺腫 ──────── 両耳側半盲

❸▶うっ血乳頭 ──────── マリオット盲点の拡大

❹▶加齢黄斑変性 ──────── 中心暗点

❺▶虚血性視神経症 ──────── 求心性視野狭窄

問2：左後頭葉が障害された際にみられる視野異常はどれか. （49-44改題）

❶▶両耳側半盲

❷▶両鼻側半盲

❸▶右同名半盲

❹▶左中心暗点

❺▶左上同名性四半盲

解答

問1：❺ 虚血性視神経症は水平半盲

問2：❸ 左後頭葉の障害は右同名半盲

5 視野検査

Goldmann視野計 （2版 p64, 3版 p64～65）

☑ 動的視野検査
☑ 周辺視野を含めた視野の全体像がわかる.

Goldmann視野計の測定方法 （2版 p64～65, 3版 p64～66, 国試 52-18, 52-91, 51-68, 51-91, 50-143, 47-69ほか）

☑ 視標について
- 視標面積：V, Ⅳ, Ⅲ, Ⅱ, Ⅰ, 0
- 視標輝度：4, 3, 2, 1
- 中間フィルター：a (40%), b (50%), c (63%), d (80%), e (100%)
- 視標の最高輝度は1,000asb (0dB)

☑ イソプタの取り方
- 通常, V/4e, Ⅰ/4e, Ⅰ/3e, Ⅰ/2e, Ⅰ/1e, 0/1eを使用
- イソプタの間隔が空いた場合は, 中間イソプタ(Ⅰ/2bなど)を測定
- V/4eとⅠ/4eの中間イソプタはⅣ/4e, Ⅲ/4e, Ⅱ/4eを使用
- 予測されるイソプタに対して垂直に, 見えないところから視標を動かす.
- 周辺部は5°/秒, 中心部は3°/秒で視標を動かすとよい.

☑ Mariotte盲点の取り方
- 通常はⅠ/4eとMariotte盲点を囲む最小のイソプタで測定

☑ 暗点の取り方
- 検出したい暗点を囲む最小のイソプタで, 暗点の広さを測定する.
- より刺激の強い視標にて, 検出した暗点の深さを調べる.

☑ 調和現象
Goldmann視野計では, 視標輝度と視標面積の間に一定の関係がみられる.

覚える
コツ！
☑ 視標サイズ番号とフィルター
番号の和が同じであれば, 刺激の強さも同じとなる.

		視標輝度（フィルター）			
		4e	3e	2e	1e
視標面積（サイズ）	0	4	3	2	1
	Ⅰ	5	4	3	2
	Ⅱ	6	5	4	3
	Ⅲ	7	6	5	4
	Ⅳ	8	7	6	5
	V	9	8	7	6

その他の視野検査 （2版 p66, 70, 3版 p66〜71, 国試 52-110）

☑ Humphrey視野計

- 静的視野検査
- 主に中心視野の異常を検出する.
- 視標の最高輝度は10,000asb（0dB）
- 結果の信頼性の指標に，固視不良，偽陽性，偽陰性，短期変動がある.
- 視野全体を統計解析した結果に，平均偏差，パターン標準偏差，短期変動，修正パターン標準偏差がある.

> 視標の大きさは，通常，Goldmann視野計のⅢになるよ

☑ Amsler chart

- 中心暗点検査
- 検査距離は30cm
- 10cm×10cmの格子状，20°の四角で1マス1°
- 第1表〜第7表で構成されている.
  →第1表が基本表，第2表は固視点が見えないときに使用する.
- 変視症の検出に有用（変視症の定量にはM-CHARTSを用いる）

☑ 視野に影響する因子には，背景輝度と視標の大きさがある！

背景輝度31.5asb（明所視）では，中心部の感度が高くなる.

> 簡便な視野検査に対座検査があるよ. 半盲の検出に有用だよ！

練習問題

問1：Goldmann視野計で動的量的視野測定を行った結果を示す.
Aの暗点を測定した視標はどれか.

❶ ▶ Ⅴ/4e　❷ ▶ Ⅱ/4e　❸ ▶ Ⅰ/4e

❹ ▶ Ⅰ/3e　❺ ▶ Ⅰ/2e

問2：変視症を調べるのに適した検査はどれか.
2つ選べ.

❶ ▶ 対座検査　❷ ▶ M-CHARTS

❸ ▶ Amsler chart　❹ ▶ Goldmann視野計

❺ ▶ Humphrey視野計

（図中：Ⅴ/4e，Ⅲ/4e，Ⅰ/4e，A，Ⅰ/3e，Ⅰ/4e）

解答

問1：❶ 暗点はその暗点を囲むイソプタで測定する. この場合はⅢ/4eで暗点の広さ，Ⅴ/4eで暗点の深さを調べることができる.

問2：❷，❸ 変視症はAmsler chartで検出，M-CHARTSで定量できる.

6 色 覚

色の特性 （2版 p71～72, 3版 p76～77, 国試 50-92, 50-95, 48-88, 48-89）

☑ 色の3属性

- **色相**：色の性質

  色相を環状に配置したものを色相環という.
- **明度**：明るさの度合い
- **彩度**：色の鮮やかさ

☑ Purkinje移動

- 環境の明るさの変化に伴い，比視感度が移動する現象

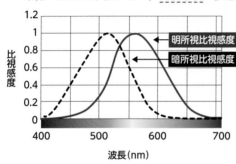

可視光線：波長 400～800 nm

400nm より短い波長：紫外線・X線など
800nm より長い波長：赤外線・マイクロ波など

比視感度曲線

暗くなると青や緑などの短波長が明るく見え，赤などの長波長が暗く見える.

先天色覚異常の分類 （2版 p73, 3版 p79, 国試 52-44, 52-88, 49-33, 47-89）

色覚異常	異常3色覚	2色覚	1色覚
1型(L錐体の異常)	1型3色覚	1型2色覚	杆体1色覚 錐体1色覚
2型(M錐体の異常)	2型3色覚	2型2色覚	
3型(S錐体の異常)	3型3色覚	3型2色覚	

- L錐体：長波長感受性錐体(ピーク波長約570nm)
- M錐体：中波長感受性錐体(ピーク波長約530nm)
- S錐体：短波長感受性錐体(ピーク波長約420nm)

先天色覚異常の遺伝と頻度
(2版 p75, 3版 p79～80, 国試 52-112, 51-35, 50-43, 49-88)

☑ 主に1型色覚と2型色覚である.

- X染色体劣性遺伝
- 異常者(1型と2型)は日本人男性の約5%, 日本人女性の約0.2%
- 保因者(1型と2型)は日本人女性の約10%
- 1型と2型の比は1：3.5

☑ 杆体1色覚は視力不良で昼盲, 羞明, 眼振を合併する.

後天色覚異常の特徴
(2版 p76, 3版 p81, 国試 50-43)

☑ 異常の程度や性質が変化する.

☑ 異常者自身が色の変化に気づくが, 自覚していないこともある.

☑ 片眼のみの場合や左右差がみられることもある.

☑ 視力や視野異常などを伴う.

☑ S錐体が障害されやすい.

先天色覚異常の
特徴は
後天とは逆だよ!

覚える
コツ!
☑ 先天色覚異常→遺伝が原因
☑ 後天色覚異常→疾患, 加齢が原因

練習問題

問1：暗所での比視感度が最も高い色はどれか.
　　❶▶赤　❷▶橙　❸▶黄緑　❹▶緑青　❺▶紫

問2：1型色覚・2型色覚で正しいのはどれか.
　　❶▶弱視を伴う.　❷▶片眼性である.
　　❸▶X染色体劣性遺伝である.　❹▶杆体細胞の先天異常である.
　　❺▶男性の10%は保因者である.

問3：父親が2型色覚異常で, 母親が2型色覚異常の保因者の場合,
　　その息子が保因者となる確率はどれか.
　　❶▶0%　❷▶25%　❸▶50%　❹▶75%　❺▶100%

解答

問1：❹ 明所では555nm (黄緑), 暗所では510nm (緑青) で比視感度が高い.

問2：❸ X染色体劣性遺伝である.

問3：❶ 男性は保因者にならない.

色覚・光覚の検査

色覚検査の種類 (2版 p76〜80, 3版 p82〜85, 国試 52-27, 52-68, 52-107, 51-26, 51-29, 51-144, 50-35, 48-43)

☑ 色覚検査には以下のような検査がある.

仮性同色表	石原色覚検査表Ⅱ 標準色覚検査表(SPP-1〜3) 東京医科大学式色覚検査表(TMC)	スクリーニング
色相配列検査	パネルD-15 100Hueテスト	程度判定
アノマロスコープ		確定診断

☑ **石原色覚検査表Ⅱ**
- 最も普及している色覚検査
- 第1表(⑫)は誰でも読むことが可能 →読めない場合は詐盲が疑われる.

☑ **パネルD-15**
- pass群(正常者と中等度以下の異常)とfail群(強度異常)の2群に分ける.
  →正常者と異常者の鑑別はできない.
- 強度異常の大部分は, 1型色覚(protan)・2型色覚(deutan)・3型色覚(tritan)に分類できる.

☑ **アノマロスコープ**
- 上下の色視標の色と明るさを合わせる.
- 上方の混色目盛が40,
  下方の単色目盛が15で上下等色となる.
  →正常Rayleigh等色という.

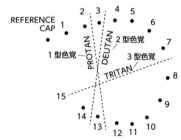

- 2本以上横断線があるとfail.
- 横断線がどの指示線(点線)と平行かで1・2・3型を判定.
- 横断線が複数の指示線と平行な場合は, 最も指示線と近いもので判定.

パネルD-15

覚えるコツ！

☑ **色覚検査距離** (国試 49-100)
- 石原色覚検査表Ⅱ, 標準色覚検査表:75cm
- 東京医科大学式色覚検査表:45cm
- パネルD-15:50cm

☑ 後天色覚異常の検査には, SPP-2・パネルD-15・100Hueテストが有用！

光覚検査 (2版 p83〜84, 3版 p88〜89, 国試 51-92, 48-17, 47-15)

☑ 正常な暗順応曲線

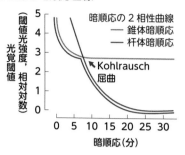

暗順応曲線は2相性である.
- 第1次曲線：<u>錐体暗順応</u>
  <u>6〜10</u>分で最終閾値
- 第2次曲線：<u>杆体暗順応</u>
  <u>40</u>分で最終閾値

両者の交点を Kohlrausch の屈曲点という.

☑ 異常な暗順応曲線

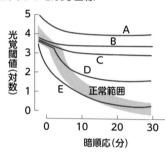

- A：<u>錐体</u>, <u>杆体</u>暗順応の異常
  （網膜色素変性）
- B, C, D：<u>杆体</u>暗順応がさまざまな程度に異常
- E：<u>錐体</u>暗順応が異常
  （錐体ジストロフィ・杆体1色覚）

☑ 光覚検査（暗順応検査）の対象疾患：<u>網膜色素変性</u>と<u>小口病</u>が重要！
- 網膜色素変性はKohlrauschの屈曲点が不明瞭となることが多い.
- 小口病は暗順応の著しい遅延がみられる.

練習問題

問1：パネルD-15の結果から正しいのはどれか.（48-67改題）

❶▶ 1型色覚である.

❷▶ 異常の程度は軽度である.

❸▶ M錐体が障害されている.

❹▶ 矯正視力は手動弁である.

❺▶ 日本人女性の0.02％にみられる.

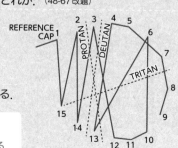

解答

問1：❸ M錐体が障害される2型色覚である.

8 電気生理学

網膜電図（ERG）

☑ ERGの種類

吹き出し：国家試験では フラッシュ ERG について 問われることが多いよ

- 杆体系ERG→杆体系応答
- フラッシュERG→錐体系と杆体系の混合応答
- 錐体系ERG→錐体系応答
- フリッカERG→錐体系応答

フラッシュERGの正常波形と各波の起源

（2版 p88～89, 3版 p93～94, 国試 52-98, 48-14）

☑ ERGの正常波形

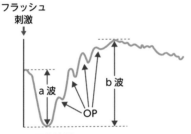

フラッシュ
刺激

a波

b波

OP

ERGの正常波形

各波形の電位発生源

a波：視細胞

b波：双極細胞
　　　Müller細胞

律動様小波
　　（OP）：アマクリン細胞
　　　　　　網状層間細胞

フラッシュERGにおける異常所見

（2版 p89～90, 3版 p94～95, 国試 50-24, 50-121, 49-37, 49-66, 48-114）

☑ 平坦型→波形がまったく出現しない

代表疾患：網膜色素変性，網膜全剥離．

※初期や軽度の場合は減弱型を示す場合がある

☑ 陰性型→b波の振幅がa波の振幅より小さくなるもの

代表疾患：網膜中心動脈閉塞症，先天停在性夜盲，先天網膜分離症

☑ 律動様小波減弱型→網膜の低酸素状態・微小循環障害を反映する

代表疾患：糖尿病網膜症

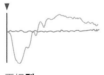

平坦型

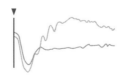

陰性型

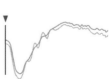

律動様小波減弱型

フラッシュ ERG の結果に影響を及ぼす要因と波形への影響

(2版 p85〜86, 90〜91, 3版 p90〜91, 95〜96)

☑ 波形が小さくなる要因：①不十分な暗順応，②無散瞳，③涙液過多，
④電極への気泡混入，⑤電極のセンタリング不良
☑ 波形にノイズが混入する要因：①強い閉瞼，②眼位動揺

その他の電気生理検査

(2版 p93〜99, 3版 p98〜105, 国試 50-65, 48-36, 47-36)

☑ フラッシュ ERG 以外の電気生理検査

	対象疾患	備考
視覚誘発電位(VEP)	視神経疾患・心因性視覚障害・弱視	
眼球電図(EOG)	卵黄状黄斑変性(Best病)・網膜色素変性症	網膜色素上皮の機能を反映
電気眼振図(ENG)	眼振	
筋電図(EMG)	Duane症候群・重症筋無力症	異常神経支配の診断に有用

練習問題

問1：糖尿病網膜症のフラッシュ ERG の所見で正しいのはどれか．(48-114改題)

❶ ▶ 正常波形
❷ ▶ 全波形消失
❸ ▶ a波の減弱
❹ ▶ b波の減弱
❺ ▶ 律動様小波の減弱

問2：異常神経支配の診断に有用なのはどれか．

❶ ▶ EOG　❷ ▶ VEP　❸ ▶ ENG　❹ ▶ EMG　❺ ▶ ERG

解答

問1：❺ 糖尿病網膜症では網膜内層の微小循環障害のため，律動様小波減弱型を示す．

問2：❹ EMG は Duane 症候群などの異常神経支配の診断に有用である．

Ⅱ 生理光学

① 眼球光学

眼球の主要な数値 （2版 p107, 3版 p113, 国試 52-39, 49-18）

☑ 屈折力
- ●角膜屈折力：約40D（43D）　●水晶体屈折力：約20D（19D）
- ●全屈折力：約60D（59D）

☑ 曲率半径
- ●角膜前面：7.7mm　●角膜後面：6.8mm　●水晶体前面：10mm
- ●水晶体後面：6mm

代表的な屈折率 （2版 p156, 3版 p160, 国試 48-93）

☑ 空気：1.00, 水, 房水, 硝子体：1.33, ガラス：1.52, プラスチック：1.49
角膜：1.376, 水晶体：1.41

収 差 （2版 p103, 105, 3版 p108, 111, 国試 52-67, 52-92, 49-95）

☑ Seidelの5収差
- ①球面収差　②コマ収差　③非点収差　④像面弯曲収差　⑤歪曲収差

☑ 色収差
- ●色（波長）によって焦点位置が異なることにより生じる.
- ●2色テスト（赤緑試験）に利用される.

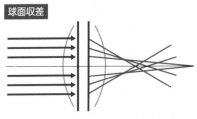

レンズの中心を通る光線と周辺を通る光線の
焦点位置が異なることにより生じる.

調 節 （2版 p43, 3版 p44, 116, 国試 52-93, 50-19）

☑ 毛様体筋の収縮により水晶体の前方が膨らみ, 厚くなる.
☑ 水晶体前面の曲率半径は小さくなり, 屈折力が増加する.

眼の軸（線）と角　2版 p105, 319, 3版 p111, 327, 国試 50-18, 48-15

☑ 視軸→注視点と中心窩とを結ぶ線

☑ 注視線→注視点と回旋点とを結ぶ線

☑ γ角→光軸と注視線とのなす角

☑ α角→光軸と視軸とのなす角

☑ κ角→瞳孔中心線と視軸とのなす角

☑ λ角→瞳孔中心線と照準線とのなす角

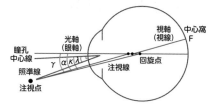

（林 孝雄：眼科プラクティス25, p21 より改変）

瞳孔径が視力に及ぼす影響　2版 p62, 3版 p61〜62, 国試 51-93, 48-90, 47-94

☑ 散瞳が視力に及ぼす影響→網膜照度が増加し，瞳孔による回折は減少するが，焦点深度が浅くなり，球面収差が増加し，視力は低下する.

☑ 縮瞳が視力に及ぼす影響→焦点深度は深くなり，球面収差は減少するが，網膜照度が低下し，瞳孔縁で回折が起こり視力は低下する.

練習問題

問1：健常成人で正しい組合せはどれか.

　❶▶角膜屈折力 ———————— 20D

　❷▶水晶体屈折力 ———————— 40D

　❸▶角膜前面の曲率半径 ———————— 6.8mm

　❹▶角膜後面の曲率半径 ———————— 7.7mm

　❺▶水晶体前面の曲率半径 ———————— 10mm

問2：水晶体の屈折率に最も近いのはどれか.（48-93改題）

　❶▶1.33　❷▶1.376　❸▶1.41　❹▶1.49　❺▶1.52

問3：散瞳した場合に見えにくくなることに関係するのはどれか.（47-94改題）

　❶▶回折の増加　❷▶色収差の増加　❸▶球面収差の増加

　❹▶網膜照度の上昇　❺▶焦点深度が深くなる.

解答

問1：❺　　問2：❸

問3：❸　（❶ 回折は減少する.

　　　　　❷ 色収差は波長により焦点距離が変わることである.

　　　　　❹ 網膜照度が上昇することにより見えやすくなる.

　　　　　❺ 焦点深度は浅くなる.）

② 屈折・調節の検査

乱視と最小錯乱円

(2版 p115〜116, 160, 3版 p121, 164,
国試 52-94, 51-88, 50-69, 50-87, 49-19, 48-141)

☑ 乱視の分類

- 直乱視→強主経線が垂直方向(60°〜120°)
- 倒乱視→強主経線が水平方向(0°〜30°, 150°〜180°)
- 斜乱視→強主経線が斜め方向
- 単乱視→どちらかの主経線が正視
- 遠視性複乱視→両主経線が遠視 ● 近視性複乱視→両主経線が近視
- 混合乱視→1つの主経線が近視, ほかの主経線が遠視

例①

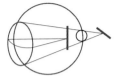

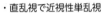

・直乱視で近視性単乱視 ・倒乱視で混合乱視

☑ 最小錯乱円→前焦線と後焦線の中間に位置する.

- 等価球面度数(SE)→最小錯乱円を網膜面上に矯正する球面度数

  SE = S + (C/2) (D)　　S:球面度数(D), C:乱視度数(D)

検影法

(2版 p133〜134, 3版 p126〜127,
国試 52-40, 52-134, 51-39, 50-109, 50-137, 47-97)

☑ 検査方法→検影器と板付きレンズにより眼屈折度を求める.

（通常は検査距離50cmで検影器からの光束を開散光にして測定を行う）

- 光束を瞳孔に当て, 瞳孔内の光像の動きを観察する.
- 同行, 逆行の場合は, 板付きレンズを当て, 中和した板付きレンズの度より屈折度を求める.

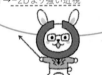

50cm開散光の場合の屈折度
・中和→−2Dの近視
　（遠点が50cmにある−2Dの近視で中和する
　　＊遠点の求め方は屈折・調節の計算①参照）
・同行→−2Dより弱い近視, 正視, 遠視
・逆行→−2Dより強い近視

中和　　　同行　　　逆行

光像の動き

光束の動き

（平井宏明:視能学 第2版, p134より）

- 屈折度(D)＝中和した板付きレンズの度(D)－1/検査距離(m)
- 検査距離50cmで行った場合→中和した板付きレンズの度－2

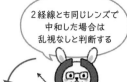

> 2経線とも同じレンズで中和した場合は乱視なしと判断する

> 例① 板付きレンズ＋3.00Dで中和した場合
> →＋3.00D－2.00D＝＋1.00Dの遠視
> 例② 板付きレンズ－3.00Dで中和した場合
> →－3.00D－2.00D＝－5.00Dの近視

- 直交する2経線での屈折度を測定し乱視の有無を決定する.

例② 90°方向で－1.00D，180°方向で－2.00Dのレンズで中和した場合

(検査距離50cm)

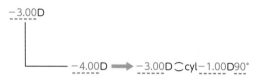

－3.00D

－4.00D ➡ －3.00D ◯cyl－1.00D90°

検査のポイント

①検影器からの光束を横長にし，検影器を垂直方向に動かすことにより90°方向の屈折度を求める.

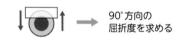

➡ 90°方向の屈折度を求める

②検影器からの光束を縦長にし，検影器を水平方向に動かすことにより180°方向の屈折度を求める.

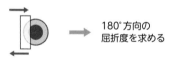

➡ 180°方向の屈折度を求める

例③ 45°方向で＋2.50D，135°方向で－0.50Dで中和した場合

(検査距離40cm)

検査距離40cm 開散光の場合の屈折度
・中和→－2.5Dの近視
・同行と逆行は50cmと同様に考える

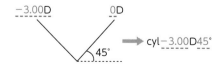

－3.00D   0D

45°

➡ cyl－3.00D45°

> 検査距離40cmで行った場合
> →中和した板付きレンズの度から
> －2.5Dとなる
> ＊国家試験は検査距離50cmおよび
> 40cmで出題されることが多い

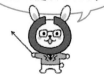

覚えるコツ！

- **球面度数の符号が＋，円柱度数の符号が－の場合の乱視の分類**
  - ・球面度数の値が円柱度数の値よりも大きい場合

  例）＋3.00D ⊃ cyl － 1.00D180°→<u>遠視性複乱視</u>
  - ・球面度数の値よりも円柱度数の値の方が大きい場合

  例）＋2.00D ⊃ cyl － 3.00D180°→<u>混合乱視</u>
  - ・球面度数の値と円柱度数の値が同じ場合

  例）＋1.00D ⊃ cyl － 1.00D180°→<u>遠視性単乱視</u>

クロスシリンダーによる乱視の測定法 （国試 52-24，52-132，51-130，49-17）

☑ **測定方法**

- 最小錯乱円が常に網膜上にある状態で検査を行う．
- クロスシリンダーを表裏回転させ，前焦線と後焦線の位置を変化させる．
- 前焦線と後焦線の位置が近づくと最小錯乱円が小さくなり見やすくなるが，離れると最小錯乱円は大きくなり見えにくくなる．

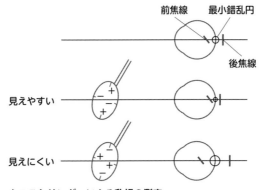

クロスシリンダーによる乱視の測定
（所敬ほか：理解を深めよう視力検査屈折検査，p59 より）

- 乱視度数を変更する場合は，増減する乱視度数の<u>1/2</u>の<u>反対符号</u>の<u>球面</u>レンズを加える．

☑ **クロスシリンダーの度数**

- ±0.25D→<u>＋0.25D ⊃ cyl － 0.50D</u> または<u>－ 0.25D ⊃ cyl ＋ 0.50D</u>
- ±0.50D→<u>＋ 0.50D ⊃ cyl － 1.00D</u> または<u>－ 0.50D ⊃ cyl ＋ 1.00D</u>

練習問題

問1： 検影法を検査距離40cmで実施した．中和に要したレンズ度数は主経線90°で＋1.00D，主経線180°で＋4.00であった．
得られたレンズ式で正しいのはどれか．（52-40改題）

❶ ▶ ＋1.00D 〇 cyl＋4.00D 180°

❷ ▶ ＋4.00D 〇 cyl－3.00D 180°

❸ ▶ －1.00D 〇 cyl＋3.00D 180°

❹ ▶ ＋1.50D 〇 cyl－3.00D 180°

❺ ▶ ＋0.50D 〇 cyl－2.00D 180°

問2： ±0.25Dのクロスシリンダーで球面と円柱度数の組合せで正しいのはどれか．（49-17改題）

❶ ▶ －0.25D 〇 cyl－0.50D

❷ ▶ －0.25D 〇 cyl＋0.50D

❸ ▶ ＋0.25D 〇 cyl－0.25D

❹ ▶ ＋0.25D 〇 cyl＋0.50D

❺ ▶ ＋0.50D 〇 cyl－0.25D

問3： 混合乱視はどれか．（52-94改題）

❶ ▶ －1.50D 〇 cyl＋0.50D 45°

❷ ▶ －2.00D 〇 cyl＋2.00D 90°

❸ ▶ ＋1.50D 〇 cyl－2.25D 30°

❹ ▶ ＋2.00D 〇 cyl－1.00D 180°

❺ ▶ ＋0.50D 〇 cyl－0.50D 135°

解答

問1：**❹** 例②，③を参照

問2：**❷** ±0.25Dのクロスシリンダーは＋0.25D〇cyl－0.50Dと－0.25D〇cyl＋0.50Dのレンズである．

問3：**❸** （**❶** 近視性複乱視 **❷** 近視性単乱視 **❹** 遠視性複乱視 **❺** 遠視性単乱視）

③ 屈折・調節の計算①

レンズ式の度数変換 （2版 p160, 3版 p165, 国試 47-30）

☑ 度数変換の方法→例：①−2.00D ⌒ cyl−②2.00D③180°の場合

（球面度数を①，円柱度数を②，軸を③とする）

- 手順1→①と②を符号も含め足し算：−2.00D＋（−2.00D）＝ −4.00D

（変換後の球面度数）

- 手順2→②の符号だけ変える：cyl−2.00D→cyl＋2.00D（変換後の円柱度数）

- 手順3→③の軸を90°反転：180°→90°（変換後の軸）

- 変換後のレンズ式→ −4.00D ⌒ cyl＋2.00D90°

調節力の計算 （2版 p110, 161〜162, 3版 p116, 166, 国試 52-26, 49-142, 48-16, 47-19, 47-143）

☑ 調節力→遠点から近点までの範囲を屈折力で表したもの

- 調節力（D）＝ 1/遠点（m）−1/近点（m）

＊眼前には−，眼後には＋の符号をつける．

> 遠点および近点の逆数→それぞれの屈折力（D）
> 反対に，屈折力（D）がわかっていて，
> 遠点距離・近点距離を求めたいときはDの逆数
> → 1/D（m）を使う．

cmで計算したい場合は分子を100にする！
調節力＝100/遠点（cm）−100/近点（m）

- 遠点が眼前1m，近点が50cmの場合の調節力→ −1/1−（−1/0.5）＝1

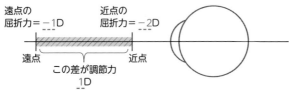

遠点の屈折力＝ −1D　　近点の屈折力＝ −2D

遠点　　　近点

この差が調節力 1D

- 石原式近点計での調節力の求め方（練習問題参照）

→調節力（D）＝{遠点の屈折力（D）＋付加レンズ度数}−近点の屈折力（D）

明視域の求め方 （国試 51-67, 49-117）

☑ 二重焦点眼鏡を装用した場合に，遠用部の明視域と近用部の明視域の2つを求める必要がある．

☑ **例題** 両眼とも正視で調節力が2.0Dの人に対し，近用部に＋3.00D加入した二重焦点眼鏡を処方した．この眼鏡での明視域を求めよ．

遠用部	近用部
● 遠点→正視なので無限遠(0D)	● 遠点→正視に＋3.00D加入
● 近点	→－3.00Dの近視の状態
→調節力＝遠点の屈折力－近点の屈折力	→遠点は眼前0.33m(眼前33cm)
より	● 近点→2＝－3－近点(D)
2＝0－近点(D)	近点は－5D→眼前0.2m(眼前20cm)
近点は－2D→眼前0.5m(眼前50cm)	● 明視域
● 明視域→無限遠から0.5m(50cm)	→0.33m(33cm)から0.2m(20cm)

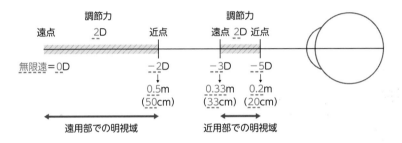

練習問題

問1：＋1.25D ⌒ cyl－2.25D50°と－0.75D ⌒ cyl＋2.25D140°の屈折の差(D)はどれか．(47-30改題)
    ❶▶ 0.25D   **❷▶** 1.25D   **❸▶** 2.00D   **❹▶** 3.25D   **❺▶** 4.50D

問2：石原式近点計で調節力の検査を行った．近点測定時には完全屈折矯正レンズを装用し，遠点測定時には完全矯正レンズに＋4.00D付加したものを装用した．10回の測定値の平均は近点が10cmで遠点が25cmである．調節力はどれか．
    ❶▶ 2D   **❷▶** 4D   **❸▶** 6D   **❹▶** 8D   **❺▶** 10D

解答

問1：**❶** －0.75D ⌒ cyl＋2.25D140°→＋1.50D ⌒ cyl－2.25D50°となる
    円柱度数が統一されたので球面度数の差を求めればよい
    ＋1.25Dと＋1.50Dの差は0.25Dとなる
問2：**❺** (－4＋4)－(－10)＝10D
    ↳ 付加レンズ度数

屈折・調節の計算②

vergenceによるレンズ屈折力と結像位置

（2版 p157, 159, 3版 p161〜163, 国試 48-92）

☑ vergenceとは→<u>収束</u>と<u>発散</u>のことでレンズを通してできる物体の像の位置を示す
　　ときに用いる.

☑ vergenceの符号の定義→収束光線束は<u>＋</u>vergence,
　　　　　　　　　　　　　　発散光線束は<u>－</u>vergenceとなる（下図）.

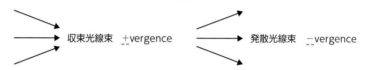

収束光線束　＋vergence　　　　発散光線束　－vergence

☑ vergenceの基本式→<u>U</u>＋<u>D</u>＝<u>V</u>
- U：レンズに入射する光線の vergence（D）
- D：レンズの屈折力（D）
- V：レンズから出ていく光線の vergence（D）

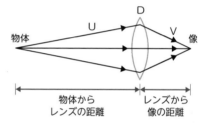

物体からレンズの距離　レンズから像の距離

- Vが＋の値の場合
　レンズ通過後の光線は<u>収束光線束（＋ vergence）</u>となり像はレンズ<u>後方</u>に生じる
- Vが－の値の場合
　レンズ通過後の光線は<u>発散光線束（－ vergence）</u>となり像はレンズ<u>前方</u>に生じる

- U（D）＝1/物体からレンズの距離（m）…①
- レンズから像の距離（m）＝1/V（D）…②

・U（D）＝100/物体から
レンズの距離（cm）
レンズから像の距離を
cm＝100/V（D）
でも求められるよ！

☑ **例題①** レンズ前方1mに物体がある. レンズの屈折力は＋3.0Dである.
　　　　物体の像の位置はどこにできるか求めよ.

手順1

U (D) を求める.

レンズ前方1mに物体があるため①の式より

U (D) = 1/1 = 1.0D

さらに右図より物体からレンズに入射する光線は発散光線束なのでU (D) = − 1.0Dとなる.

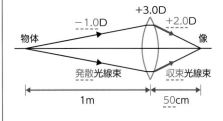

物体　−1.0D　+3.0D　+2.0D　像

発散光線束　収束光線束

1m　50cm

手順2

U + DよりVを求める.

− 1.0D + 3.0D = + 2.0D

＋vergenceなのでレンズから出ていく光線は収束光線束となる.

手順3

手順2の値よりレンズから像の距離を求める.

レンズから像の距離は②の式より

50cm + vergence　なので

レンズ後方50cmの位置に像が生じる.

☑ **例題②** レンズ前方10cmに物体がある．レンズの屈折力は − 10Dである．物体の像の位置はどこにできるか求めよ．

手順

$U = \dfrac{1}{0.1} = 10D$

物体からレンズに入射する光線は発散光線束であるからU = − 10D

U + D = Vより

− 10D + − 10D = − 20D

レンズから像の距離

$= \dfrac{1}{-20} = -0.05m (-5cm)$

− vergenceなのでレンズ前方5cmの位置に像が生じる.

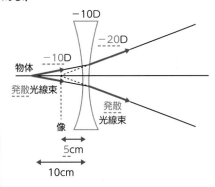

−10D

−20D

−10D

物体

発散光線束

発散光線束

像

5cm

10cm

横倍率　(2版 p162，3版 p166，国試 49-94)

☑ 横倍率とは→vergenceにより求められた物体からレンズの距離と，レンズから像の距離の比率

- 横倍率＝レンズから像の距離(m) / 物体からレンズの距離(m)
- vergence例題1の横倍率→0.5/1 = 0.5倍
- vergence例題2の横倍率→0.05/0.1 = 0.5倍

5 屈折・調節の計算③

眼鏡からコンタクトレンズに変更した場合の屈折力の求め方

国試 52-143，51-19，47-92

☑ 頂間距離がなくなるため必要な屈折力が変化する．

☑ **例題①** －12.00Dの眼鏡レンズで完全矯正されている近視眼に対して，コンタクトレンズを処方する場合，適切な度数（D）を求めよ．

　　ただし，頂間距離は12mmとする．（47-92改題）

焦点距離をcmで求める場合
焦点距離＝－100/12より
焦点距離は眼前8.3cm

手順1
－12.00Dの眼鏡レンズの焦点距離を求める
焦点距離（m）＝1/D　焦点距離＝－1/12より
焦点距離は眼前0.083m
（符号が－の場合，焦点距離は眼前）

手順2
手順1で求めた焦点距離に頂間距離を加える（図1）
8.3cm＋1.2cm＝9.5cm

手順3
手順2で求めた値からレンズの屈折力（D）を求める
D＝1/焦点距離（m）もしくは
D＝100/焦点距離（cm）より
コンタクトレンズに変更した場合のレンズの屈折力は約10.50D
（近視のレンズであるため符号は－となる）

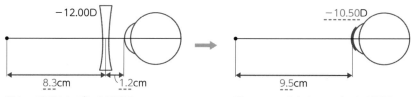

－12.00D

8.3cm　1.2cm

図1a　眼鏡レンズによる矯正

－10.50D

9.5cm

図1b　コンタクトレンズによる矯正

＋10.00Dの眼鏡レンズで完全矯正されている遠視眼に対して，コンタクトレンズを処方する場合，適切な度数(D)を求めよ．

ただし，頂間距離は15mmとする．(47-92改題)

手順1

＋10.00Dの眼鏡レンズの焦点距離を求める
焦点距離(m)＝1/D　もしくは
焦点距離(cm)＝100/D　より
焦点距離は眼後0.1m(眼後10cm)
(符号が＋の場合，焦点距離は眼後)

手順2

手順1で求めた焦点距離から頂間距離を引く(図2)
10cm－1.5cm＝8.5cm

手順3

手順2で求めた値からレンズの屈折力(D)を求める
D＝1/焦点距離(m)もしくはD＝100/焦点距離(cm)より
コンタクトレンズに変更した場合のレンズの屈折力は約11.75D
(遠視のレンズであるため符号は＋となる)

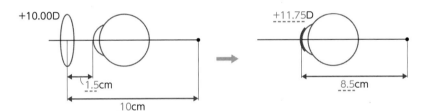

図2a　眼鏡レンズによる矯正　　　　　図2b　コンタクトレンズによる矯正

プリズムジオプトリー　(2版 p156〜157, 3版 p160〜161, 国試 51-16, 47-18)

☑ プリズムジオプトリー(△)とは→プリズムの強さを表す単位

- 1△→プリズムから1m離れた物体が1cmずれて見える(下図)．
- Lm離れた物体の像がhcmずれて見える場合→h/L △

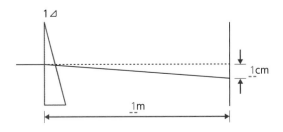

レンズのプリズム効果

（2版 p157，3版 p161，
国試 52-74，51-74，51-141，49-107，48-94）

☑ レンズのプリズム効果とは→レンズの光学中心と視線がずれた場合に生じる.

- 凸レンズのプリズム効果→凸レンズの基底は光学中心の方向にあるため，光学中心間距離を広くすると基底外方効果，狭くすると基底内方効果を生じる（図3a）.

- 凹レンズのプリズム効果→凹レンズの基底は光学中心と逆方向にあるため，光学中心間距離を広くすると基底内方効果，狭くすると基底外方効果を生じる（図3b）.

光学中心間距離を　　　光学中心間距離を　　　　　光学中心間距離を　　　光学中心間距離を
広くした場合　　　　　狭くした場合　　　　　　　広くした場合　　　　　狭くした場合

　基底外方効果　　　　　基底内方効果　　　　　　　基底内方効果　　　　　基底外方効果

図3a　凸レンズのプリズム効果　　　　　　**図3b　凹レンズのプリズム効果**

- Prenticeの公式→レンズの光学中心からの距離とレンズの屈折力からプリズム効果を求めることができる.

  P＝hD（⊿）

  P：プリズム効果

  h：レンズの光学中心からの距離(cm)

  D：レンズの屈折力

関連項目

- 眼鏡レンズの種類や光学特性，
  コンタクトレンズの各部の名称を覚えよう！
  2版 p139〜142，147，3版 p142〜145，150，
  国試 52-19，52-20，52-130，50-53，49-61

- 屈折異常の原因について理解しよう！
  2版 p107〜109，111〜116，3版 p113〜114，117〜122，
  国試 51-17，50-88，49-92

- レフラクトメータの特徴を押さえよう！
  2版 p122〜126，3版 p127〜129，
  国試 52-33，50-46，49-25

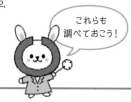

これらも
調べておこう！

練習問題

問1：−9.00Dの眼鏡レンズで完全矯正されている近視眼に対して，コンタクトレンズを処方する場合，適切な度数（D）はどれか．

ただし，頂間距離は15mmとする．（47-92改題）

❶▶−8.00　❷▶−9.00　❸▶−10.00　❹▶−11.00　❺▶−12.00

問2：50cmの距離で基底方向に像が4cmずれる場合のプリズム度数（△）はどれか．

❶▶2　❷▶4　❸▶6　❹▶8　❺▶10

問3：58歳の男性．半年前から運転時に物が2つに見えることを主訴に来院した．視力は右（1.0×−10.00D），左（0.9×−10.00D）で前眼部，中間透光体に異常を認めない．眼位は遠見10△内斜視，近見6△内斜位．眼球運動と輻湊に異常を認めない．遠見は10△基底外方装用で複視が消失した．

遠見を完全矯正し光学中心を偏心すると複視が消失する瞳孔間距離（mm）はどれか．

ただし，本人の遠見の瞳孔間距離は64mmである．（52-74改題）

❶▶54　❷▶56　❸▶58　❹▶60　❺▶62

解答

問1：❶（例題①を参照）

問2：❹　△＝h/Lより，4/0.5＝8△

問3：❶　凹レンズの光学中心間距離を狭くすると基底外方効果が生じる．
　　　　P＝hD（△）より、10＝10h　h＝1cm（10mm）　64−10＝54mm

両眼視

ホロプタと Panum 融像圏
(2版 p167～168, 3版 p172～173, 国試 52-131, 51-14, 50-132, 48-12)

☑ ホロプタ→両眼で一点を固視しているときに，両眼の網膜対応点を結ぶことで構成される面

- ホロプタ上にある物体はすべて<u>単一視</u>できる.
- ホロプタが形成する両眼の固視点と各眼の結点を通る円のことを Vieth-Müller の円とよぶ.

　(F$_1$：両眼の固視点，RとL：各眼の結点，FとF′：各眼の中心窩，P：Vieth-Müller の円上の任意の１点)

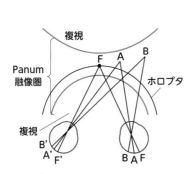

ホロプタと Panum 融像圏

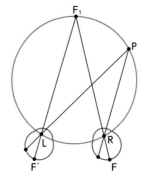

Vieth-Müller の円

☑ Panum融像圏→ホロプタの近くにあり，融像により単一視できる範囲(図のA・Bは単一視可能)

- <u>中心窩</u>で一番狭く，<u>周辺網膜</u>ほど広くなる.
- <u>立体視</u>を得るのに役立つ.
- ホロプタおよびPanum融像圏以外のところにあるものは<u>生理的複視</u>を生じる.

両眼視機能成立の条件
(2版 p169, 3版 p174, 国試 50-62, 47-20)

①<u>両眼中心固視</u>　②<u>左右の視力に差がない</u>　③<u>両眼視野が広い</u>
④<u>不等像視がない</u>　⑤<u>眼位・眼球運動に異常がない</u>　⑥<u>網膜正常対応</u>
⑦<u>融像を起こす反射が正常</u>　⑧<u>視神経が半交叉している</u>

網膜対応 （2版 p166〜167, 173, 3版 p171〜172, 177〜178, 国試 51-20, 50-127, 49-34）

☑ 網膜正常対応→両眼の中心窩および，中心窩より等距離にある耳側網膜と反対眼の鼻側網膜とが共通の視方向をもっている.

☑ 網膜対応異常→両眼の中心窩が共通の視方向をもっていない.

$$
網膜対応異常 \begin{cases} 異常対応 \begin{cases} 調和性異常対応 \\ 不調和性異常対応 \end{cases} \\ 対応欠如（最も多い） \end{cases}
$$

● 異常対応の患者に斜視手術をすると背理性複視が出現する.

大型弱視鏡検査における網膜対応の判定方法 （2版 p331〜332, 3版 p351〜352, 国試 47-138）

☑ 網膜正常対応→他覚的斜視角と自覚的斜視角が一致する.

☑ 調和性異常対応→他覚的斜視角と異常角（他覚的斜視角と自覚的斜視角の差）が一致し，自覚的斜視角が0°である.

☑ 不調和性異常対応→他覚的斜視角と異常角が一致しない（右図）.

☑ 対応欠如→自覚的斜視角が証明されない.

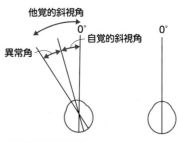

不調和性異常対応

練習問題

問1：Panum融像圏について**誤っている**のはどれか. （48-12改題）

❶▶ 立体視の成立に関与する.　❷▶ ホロプタの近くにある.

❸▶ 圏外では生理的複視を生じる.　❹▶ 中心窩で狭く，周辺網膜で広い.

❺▶ 両眼の網膜対応点を結ぶ軌跡のことである.

問2：両眼視の成立に影響を与えるのはどれか. **2つ選べ**. （50-62改題）

❶▶ 眼位　❷▶ 収差　❸▶ 角膜厚　❹▶ 瞳孔　❺▶ 両眼視野

解 答

問1：❺ 両眼の網膜対応点を結ぶ軌跡はホロプタである.

問2：❶，❺ 両眼視機能成立のための8つの条件より.

外眼筋の作用と眼球運動

外眼筋について

☑ 外眼筋の作用方向と支配神経 （2版 p174, 176, 179, 3版 p179〜181, 184, 国試 51-21, 50-76, 49-80, 48-96, 47-52, 47-86）

まつわり距離とは外眼筋が強膜に接している距離のことだよ！

☑ まつわり距離 （2版 p394, 3版 p403, 国試 52-15, 50-14）

	水平作用	上下作用	回旋作用	支配神経	まつわり距離
内直筋	内転			動眼神経	6mm
外直筋	外転			外転神経	13mm
上直筋	内転	上転	内方回旋	動眼神経	9mm
下直筋	内転	下転	外方回旋	動眼神経	10mm
上斜筋	外転	下転	内方回旋	滑車神経	5mm
下斜筋	外転	上転	外方回旋	動眼神経	17mm

内直筋が5mmなのを覚えて，あとは時計回りに1mmずつ足していく

☑ 上下直筋・上下斜筋の 上下作用および回旋作用 （2版 p174, 176, 3版 p179〜181, 国試 48-49, 47-27）

	上下作用	回旋作用・水平作用
上下直筋	23°外転位	内転位
上下斜筋	51°内転位	外転位

☑ 角膜輪部から 付着部までの距離 （2版 p21, 174, 3版 p22, 179, 国試 52-15, 50-14）

右眼

上直筋（8mm）
外直筋（7mm）
内直筋（5mm）
下直筋（6mm）

ともむき筋（yoke muscles） （2版 p178, 3版 p183, 国試 49-11, 47-11）

☑ 両眼を同じ方向へ動かすとき，左右眼で同時に働く筋

右眼

上直筋　下斜筋
外直筋　　内直筋
下直筋　上斜筋

左眼

下斜筋　上直筋
内直筋　　外直筋
上斜筋　下直筋

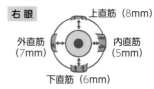

	右眼	左眼
右方視	外直筋	内直筋
左方視	内直筋	外直筋
右上方視	上直筋	下斜筋
右下方視	下直筋	上斜筋
左上方視	下斜筋	上直筋
左下方視	上斜筋	下直筋

拮抗筋 （2版 p178, 3版 p183, 国試 52-17, 49-56, 48-109, 47-11）

☑ 直接はりあい筋（antagonist または antagonistic muscles）

→単眼の眼球運動において，反対方向の作用をもつ1対の外眼筋

……内直筋・外直筋，上直筋・下直筋，上斜筋・下斜筋のペア

☑ 間接はりあい筋（contralateral antagonist）

→該当する筋のともむき筋の直接はりあい筋が間接はりあい筋となる．

● 例：右眼上直筋の間接はりあい筋→左眼上斜筋

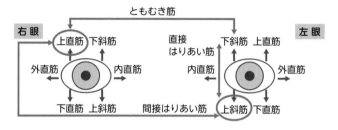

眼球運動の法則 （2版 p177〜179, 3版 p182〜184, 国試 51-94, 49-132）

☑ Hering の法則

● ともむき筋には支配する神経から等量の神経活動を受ける．

● 麻痺性斜視では第1偏位と第2偏位の偏位量の差に関与する．

☑ 単眼の眼球運動の法則→①Listing の法則　②Donders の法則
　　　　　　　　　　　　　　③Sherrington の法則

練習問題

問1：眼球運動の法則はどれか．2つ選べ．

❶▶ Alexander　❷▶ Donders　❸▶ Listing　❹▶ Snell

❺▶ Weber-Fechner

問2：正しいのはどれか．

❶▶ 下斜筋は内方回旋作用を有する．

❷▶ 上直筋の直接はりあい筋は上斜筋である．

❸▶ 右眼上直筋のともむき筋は左眼上斜筋である．

❹▶ 上斜筋の下転作用は23°内転位で最大となる．

❺▶ 右眼下直筋の間接はりあい筋は左眼下斜筋である．

解答

問1：❷, ❸　　問2：❺

輻湊の4要素　(2版 p184〜187, 3版 p189〜192, 国試 50-33, 47-39)

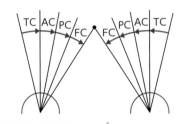

TC：緊張性輻湊
AC：調節性輻湊
PC：近接性輻湊
FC：融像性輻湊
(p15参照)

輻湊角の求め方　(2版 p186, 188, 3版 p193)

$$輻湊角(\theta) = 100 \times \frac{a}{b}(\triangle)$$

a：瞳孔間距離(cm)

b：視標までの距離(cm)

A：固視標

B，B´：回旋点

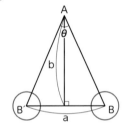

輻湊・開散の障害　(2版 p189〜190, 3版 p194〜195, 国試 49-111)

☑ **輻湊麻痺**(p126)参照

☑ **輻湊不全**

- 遠見時の斜視角に対し，近見時の斜視角が大きいもの
- プリズム療法として，基底内方プリズム眼鏡を近見時に装用

☑ **輻湊けいれん**

- 近見反応が異常に亢進した状態で，内斜視となるもの
- 調節けいれんを合併し，近視化は−8D〜10Dに及ぶことがある.
- 縮瞳する.

☑ **開散麻痺**(p126)参照

AC/A比の測定法　(2版 p191〜192, 3版 p196〜197, 国試 49-12, 49-134, 48-11)

☑ gradient法

$$\rightarrow AC/A比(\triangle/D) = \frac{調節負荷後眼位(\triangle) - 調節負荷前眼位(\triangle)}{調節刺激量(D)}$$

☑ heterophoria 法

$$\text{AC/A比}(\varDelta/D)=\underline{\text{PD (cm)}}+\frac{(\text{近見眼位}(\varDelta)-\text{遠見眼位}(\varDelta))}{3}$$

＊遠見眼位5m，近見眼位33cm

AC/A比の障害 （2版 p192， 3版 p197， 国試 48-86， 48-103， 47-87）

☑ AC/A比が高い疾患および高くなる因子
- 非屈折性調節性内斜視　● 開散過多型間欠性外斜視
- 副交感神経遮断薬（アトロピン硫酸塩など）点眼

☑ AC/A比が低い疾患および低くなる因子
- 輻湊不全型間欠性外斜視
- 副交感神経作動薬（ピロカルピン塩酸塩，抗コリンエステラーゼ薬など）点眼

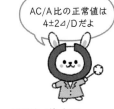

AC/A比の正常値は
4±2⊿/Dだよ

練習問題

問1：近見18⊿の外斜位で＋3.00Dのレンズを負荷したところ，近見30⊿
の外斜視となった．AC/A比（⊿/D）はどれか．（49-134改題）
　　❶▶2　❷▶3　❸▶4　❹▶5　❺▶6

問2：AC/A比が低いのはどれか．2つ選べ．（47-87改題）
　　❶▶非屈折性調節性内斜視　❷▶開散過多型間欠性外斜視
　　❸▶輻湊不全型間欠性外斜視　❹▶アトロピン硫酸塩点眼後
　　❺▶ピロカルピン塩酸塩点眼後

問3：正しいのはどれか．
　　❶▶輻湊けいれんでは遠視化する．　❷▶輻湊けいれんでは外斜視となる．
　　❸▶輻湊けいれんでは散瞳を合併する．
　　❹▶輻湊不全では遠見時の斜視角が大きくなる．
　　❺▶輻湊不全では近見時に基底内方プリズム眼鏡を処方する．

解答

問1：❸　$\dfrac{-18-(-30)}{3}=4\varDelta/D$　（外斜偏位ではマイナス，内斜偏位ではプラスの符号をつけて計算する．）

問2：❸，❺　AC/A比の障害より

問3：❺　（❶ 近視化する　❷ 内斜視となる　❸ 縮瞳する
　　　　　❹ 近見時の斜視角が大きくなる）

3章

視能検査学

外眼部検査

瞼裂幅測定 (2版 p208, 3版 p216)

☑ 縦径と横径を測定する.

☑ 適応は眼瞼下垂, 瞼裂開大, 瞼裂縮小症候群など.

眼瞼挙筋機能 (2版 p209, 3版 p217, 国試 51-114)

☑ 下方視と上方視の上眼瞼縁の高さの差を測定する.

☑ 適応は眼瞼下垂など.

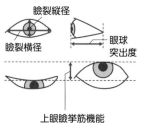

眼球突出度検査 (2版 p209, 3版 p217, 国試 52-29, 51-102, 49-99)

☑ 眼窩外側縁から角膜頂点までの距離を測定する.

☑ 適応は眼球突出(甲状腺眼症など), 眼球陥凹(眼窩吹き抜け骨折など)がみられる疾患

☑ Hertel眼球突出計や三田式万能計測器を使う(CT, MRIでも計測可能).

☑ 日本人成人の平均値と正常・異常値

	平均値	正常値	異常値
瞼裂縦径	8〜9mm	左右差1mm以下	左右差2mm以上
瞼裂横径	26〜29mm		
上眼瞼挙筋機能	15mm	10mm以上	
眼球突出度	12〜14mm	左右差2mm以下	左右差3mm以上

練習問題

問1: Hertel眼球突出計検査について正しいのはどれか. (51-102改題)

❶▶ 定量的に評価できない.

❷▶ 瞳孔間距離の記載が必要である.

❸▶ 両側眼窩外縁間距離は一定に保つ.

❹▶ Horner症候群は検査の対象である.

❺▶ 左右差が3mmなら正常範囲である.

解答

問1: ❸ 一定にすることで検査の再現性は向上する.

2 Ⅰ 眼科一般検査
限界フリッカ(critical flicker (fusion) frequency：CFF)

概要 (3版 p74〜75, 国試 52-87, 50-99, 49-31)

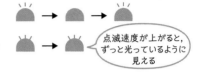

点滅速度が上がると，ずっと光っているように見える

☑ 点滅(ちらつき)の周波数を上げて融合する閾値を測定する.

☑ 中心部を評価する中心フリッカと周辺部も評価するフリッカ視野がある.

☑ 視覚の時間的分解能を測定する.

☑ 外側膝状体にあるM細胞(大細胞)系の機能を評価する.

正常値・異常値 (2版 p302, 3版 p74〜75, 309〜310, 国試 49-31, 48-26, 47-24)

☑ 正常値：35Hz (1秒間に35回点滅)以上

☑ 異常値：25Hz (1秒間に25回点滅)以下

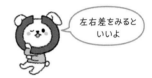

左右差をみるといいよ

● 視神経疾患では視力低下より先にCFFが低下し，視力回復後に遅れてCFFが回復する.

検査の特徴 (3版 p74〜75, 国試 51-36, 50-39)

☑ 片眼での検査. 暗室で行う(縮瞳していると数値が低下するため).

☑ 加齢により低下する.

☑ 屈折異常, 中間透光体の混濁の影響を受けにくい.

練習問題

問1：限界フリッカで正しいのはどれか. 2つ選べ. (50-99, 49-31改題)

❶ ▶ 屈折矯正を行い測定する.　❷ ▶ 空間的分解能を評価する.

❸ ▶ M細胞系の機能を評価する.

❹ ▶ 中間透光体の混濁の影響を受けやすい.

❺ ▶ 点滅の周波数が低くなるとちらつきを感じやすくなる.

問2：限界フリッカ値に影響しないのはどれか. (51-36改題)

❶ ▶ 加齢　❷ ▶ 疲労　❸ ▶ 瞳孔径　❹ ▶ 白内障　❺ ▶ 視神経炎

解答

問1：❸, ❺　(❶ 屈折の影響は受けにくいため不要　❷ 時間的分解能を評価　❹ 中間透光体の影響は受けにくい)

問2：❹ 白内障など中間透光体の影響は受けにくい.

3 角膜形状解析

測定原理 （2版 p213, 3版 p132〜136）

☑ 角膜にマイヤーリングを投影し，得られた反射像から角膜形状を解析する．

☑ 正乱視（直乱視・倒乱視・斜乱視），不正乱視の評価ができる．

結果の見方 （2版 p213, 3版 132〜136, 国試 51-148）

☑ 解析結果はカラーマップで表示される．

	暖色	寒色
屈折力	大きい	小さい
曲率半径	小さい	大きい
形 状	急峻（スティープ）	平坦（フラット）

適応 （2版 p213, 3版 p132〜136, 国試 49-70）

☑ 円錐角膜（図1）

☑ ハードコンタクトレンズ処方，ドライアイ，屈折矯正手術（LASIKなど）前後の角膜形状の評価など

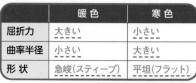

関連項目

● **波面収差解析** （3版 p136〜139, 国試 49-39）

☑ 収差と適応

- 収差とは光線がレンズを通過後，1点に収束しない現象
- 低次収差…眼鏡で矯正可能な近視，遠視，正乱視
- 高次収差…眼鏡で矯正できない収差→不正乱視とも呼ばれる．
- 円錐角膜，屈折矯正手術後，白内障眼は高次収差が増加する．

角膜をより詳しく調べるよ

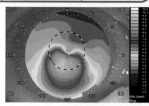

● **前眼部OCT** （3版 p140〜141）

☑ 細隙灯顕微鏡では観察困難な角膜混濁や緑内障の隅角の評価などに有用である．

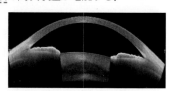

練習問題

問1：角膜形状解析検査が有用でないのはどれか．

❶ ▶ 翼状片　❷ ▶ 円錐角膜　❸ ▶ 白内障術前　❹ ▶ 強度乱視眼　❺ ▶ ぶどう膜炎

解答

問1：❺ 虹彩・毛様体・脈絡膜の炎症であるため角膜形状解析は有用でない．

4 角膜内皮細胞検査（スペキュラーマイクロスコープ）

測定原理 （2版 p213, 3版 p221, 国試 47-31）

500cell/mm^2 以下になると要注意だよ. p93参照

☑ 鏡面反射の原理を用いた生体顕微鏡である.

測定項目と結果の見方 （2版 p213, 3版 p221, 国試 51-97, 48-32, 48-110, 47-31）

☑ 細胞密度（CD）　単位：cell/mm^2・個/mm^2

- 1mm^2 あたりの細胞数
- 正常値：2,500～3,000cell/mm^2 以上，異常値：2,000cell/mm^2 以下
- 加齢や白内障などの内眼手術後，コンタクトレンズ長期装用で減少する.

☑ 細胞面積の変動係数（CV値）

- 内皮細胞の大きさのばらつき（大小不同）の程度を表す.
- 内皮細胞脱落により細胞面積のばらつきが大きくなる.
- 正常値：0.2～0.3，異常値：0.35以上

正常　CD約3,000　　異常　CD約800

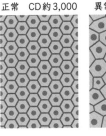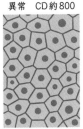

☑ 六角形細胞出現率（6A）　単位：%

- 正常な内皮細胞は六角形の形をしている.
- 内皮細胞脱落により変形細胞が多くなり，出現率が低下する.
- 正常値：60～70%，異常値：50%以下

☑ 他の測定項目

- 解析細胞数（NUM），平均細胞面積（AVE），標準偏差（SD）

練習問題

問1：スペキュラーマイクロスコープで誤っているのはどれか. （47-31 改題）

❶ ▶ 内眼手術前後が適応となる.

❷ ▶ 六角形細胞出現率65%は正常である.

❸ ▶ 細胞密度1,500個/mm^2 は正常である.

❹ ▶ 細胞面積の変動係数0.25は正常である.

❺ ▶ 鏡面反射の原理を用いた生体顕微鏡である.

解答

問1：❸ 正常値は2,500～3,000cell/mm^2 以上

5 細隙灯顕微鏡検査

観察対象 (2版 p209〜212, 3版 p217〜220, 国試 51-103)

☑ 眼瞼，結膜，角膜，前房，虹彩，瞳孔，水晶体，前部硝子体
☑ 前置レンズの併用により眼底，後部硝子体の観察もできる．
☑ Goldmann隅角鏡などを使い隅角の観察もできる．

観察方法 (2版 p209〜212, 3版 p217〜220, 国試 47-29)

	視察範囲	疾患
広汎照明法	眼瞼・睫毛・結膜・角膜・水晶体などの眼表面全般	樹枝状角膜炎・上強膜炎・白内障など
直接照明法	角膜表層から実質まで 角膜や虹彩の凹凸の観察	角膜ジストロフィ・角膜潰瘍・角膜実質炎・白内障など
徹照法	水晶体・硝子体	白内障・後発白内障など
鏡面反射法	角膜内皮	角膜内皮ジストロフィ・水疱性角膜症など
強膜散乱法	角膜	広汎法や直接法で観察しにくい角膜混濁など

練習問題

問1：細隙灯顕微鏡について**誤っている**のはどれか．(51-103改題)
　❶▶ 眼底検査ができる．
　❷▶ 隅角の観察ができる．
　❸▶ 徹照法は後発白内障の観察に適する．
　❹▶ ブルーフィルタは虹彩の観察に適する．
　❺▶ 広汎照明法は樹枝状角膜炎の観察に適する．

問2：角膜内皮疾患における細隙灯顕微鏡の観察方法で適切なのはどれか．
　❶▶ 徹照法　❷▶ 強膜散乱法　❸▶ 広汎照明法
　❹▶ 鏡面反射法　❺▶ 直接照明法

解答

問1：❹ ブルーフィルタはフルオレセイン染色を用いて角膜上皮障害の観察に適する．

問2：❹

6 I 眼科一般検査
隅角検査

方法 （2版 p219, 3版 p227～228, 国試 51-106, 49-112）

☑ 直接法
- Koeppe隅角鏡（手術用顕微鏡を使う）
- 仰臥位で行う.

☑ 間接法
- Goldmann隅角鏡（細隙灯顕微鏡を使う）
- 座位で行う.

☑ 超音波生体顕微鏡(UBM)：超音波を用いて隅角と周辺組織を観察する.

☑ 前眼部光干渉断層計(前眼部OCT)（p64参照）

正常所見 （2版 p219, 3版 p228, 国試 52-102, 51-37, 50-36）

☑ 角膜側から順に，Schwalbe線，線維柱帯，強膜岬，毛様体帯，虹彩根部が観察可能である.

適応と異常所見 （2版 p219, 3版 p228, 国試 51-37, 48-35, 47-33）

☑ 緑内障：閉塞隅角，開放隅角を観察
☑ 糖尿病網膜症：新生血管を観察
☑ ぶどう膜炎（Behçet病・サルコイドーシス）：
前房蓄膿，隅角結節，周辺虹彩前癒着，新生血管を観察
☑ 鈍的外傷（眼球打撲）：前房出血，隅角解離，虹彩離断を観察

練習問題

問1：隅角検査が診断に有用な疾患はどれか．（48-35改題）

❶▶緑内障　❷▶円錐角膜　❸▶加齢黄斑変性

❹▶点状表層角膜症　❺▶後部硝子体剥離

問2：隅角検査で観察できるのはどれか．**2つ選べ.** （51-37改題）

❶▶隅角解離　❷▶核白内障　❸▶網膜裂孔

❹▶脈絡膜新生血管　❺▶周辺虹彩前癒着

解答

問1：❶ 隅角の状態を観察する.

問2：❶, ❺ （❷ 細隙灯顕微鏡　❸, ❹ 眼底写真など）

7 涙液検査

適応 （2版 p214, 3版 p221, 国試 52-96, 51-45）

☑ 涙液の異常が疑われる疾患
- Sjögren症候群
- Stevens-Johnson症候群
- ドライアイ

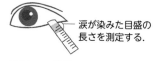

涙が染みた目盛の長さを測定する.

Schirmer試験

種類 （2版 p214, 3版 p221〜222,
国試 52-100, 50-114, 47-29, 47-103, 47-108）

☑ Schirmer試験
- 涙液分泌量を測定
- Schirmer試験紙を下眼瞼耳側に挿入する.
- 検査時間：5分間
- 瞬目：自由

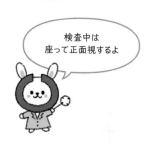

検査中は座って正面視するよ

☑ Schirmer試験Ⅰ法，Ⅰ法変法，Ⅱ法の比較

	Ⅰ法	Ⅰ法変法	Ⅱ法 鼻刺激Schirmer試験
特徴		点眼麻酔	鼻腔粘膜刺激
評価	基礎分泌・反射性分泌	基礎分泌	反射性分泌
正常値	10mm以上		
異常値	5mm以下		10mm以下

☑ 綿糸法
- 反射性分泌を抑え，涙液貯留量を測定
- 検査時間：15秒間
- 異常値：10mm以下

☑ 涙液メニスカス（涙三角）
- 下眼瞼縁と角結膜表面の間に形成される涙液貯留の状態を観察
- 細隙灯顕微鏡を用いて評価する.
- 正常値：0.1〜0.2mm

☑ 涙液層破壊時間（BUT）

- 涙液層の<u>安定性</u>を評価
- 涙液を<u>フルオレセイン</u>で染色する.
- 開瞼を維持させ涙液層が破綻するまでの時間を測定
- <u>細隙灯顕微鏡</u>を用いて評価する.
- 正常値：<u>10秒以上</u>
- 異常値：<u>5秒以下</u>

練習問題

問1： 涙液層破壊時間で異常値を示すのはどれか. （52-96改題）

❶ ▶ 強膜炎

❷ ▶ 慢性鼻涙管閉塞

❸ ▶ Sjögren症候群

❹ ▶ 角膜ジストロフィ

❺ ▶ アレルギー性結膜炎

問2： Schirmer試験について正しいのはどれか. （47-108改題）

❶ ▶ Ⅰ法は点眼麻酔を併用する.

❷ ▶ Ⅱ法は涙液貯留量を測定する.

❸ ▶ Ⅰ法変法は鼻腔粘膜を刺激する.

❹ ▶ 試験紙は下眼瞼耳側に挿入する.

❺ ▶ 涙液をフルオレセインで染色する.

解答

問1：❸ 涙腺の分泌低下を伴う.

問2：❹ （❶ 点眼麻酔はⅠ法変法 ❷ 涙液貯留量は綿糸法 ❸ 鼻腔粘膜はⅡ法 ❺ フルオレセインは涙膜破壊時間で使用）

8 眼圧検査

種 類 （2版 p216〜218, 3版 p223〜226, 国試 52-95, 47-7）

☑ Schiøtz眼圧計

- 仰臥位で行う.
- 点眼麻酔下で行う.
- 角膜に眼圧計を垂直にのせ，角膜のへこみを測る（圧入）

☑ Goldmann眼圧計

- 一定の角膜面積を圧平するのに必要な圧力を求める.
- 座位で行う（細隙灯顕微鏡に取りつけられる）.
- 点眼麻酔下で行う.
- 圧平面積の直径は3.06mm
- 脈波や呼吸による変動の把握ができる.
- 測定中は二分割された上下の半円の内側を合わせる.
- 目盛りの値＞実際の眼圧→半円は交差している.
- 目盛りの値＜実際の眼圧→半円は離れている.

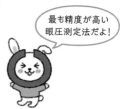

最も精度が高い
眼圧測定法だよ！

目盛りの値 ＝ 眼圧 →
目盛りの値 ＞ 眼圧 →
目盛りの値 ＜ 眼圧 →

☑ 手持ち式圧平眼圧計

- 原理はGoldmann眼圧計と同じ.
- 座位でも仰臥位でもできる.
- 麻酔中の小児などで使う.

☑ 電気式圧平眼圧計

- 座位，仰臥位のどちらでも可能
- 角膜への瞬間的な接触で測定する.
- 角膜表面が不正な場合や瞼裂狭小で有用

☑ 非接触眼圧計

- 角膜への空気噴射により測定する.
- 複数回測定するが，Goldmann眼圧計と比べ，精度はやや低い.
- 角膜を一定面積に圧平するのに要した時間から求める.
- 感染のリスクは最も少ない.
- 空気噴射により涙が飛散し顎台などを介して感染する可能性はある.

☑ 触診法

- 眼瞼の上から指で押さえ，おおよその値を推定する.

☑ 反跳眼圧計
- 細いプローブを瞬間的に角膜に接触させて跳ね返るときに生じる電気信号から眼圧を算出する.
- 座位,仰臥位のどちらでも可能
- 点眼麻酔は不要
- 瞼裂狭小や小児にも有用

☑ 原理による比較

圧入眼圧計	圧平眼圧計
● Schiøtz眼圧計	● Goldmann眼圧計
	● 手持ち式圧平眼圧計
	● 電気式圧平眼圧計
	● 非接触眼圧計

※非接触眼圧計以外は接触式である.

測定上の注意点

(2版 p45〜46, 218〜219, 3版 p46〜47, 223〜226, 国試 51-105, 50-27, 49-104, 47-32, 47-107)

☑ 影響する変動因子(p8参照)
- 日内や季節変動
- 大量の飲水により上昇
- 座位から仰臥位への体位変換で上昇
- 散瞳により上昇することがある.
- 短時間の運動で低下
- 最大筋力を発揮するような運動で上昇
- 強く閉瞼させた状態で上昇

☑ 測定誤差
- 眼球壁が硬いと高く測定されやすい.
- 角膜曲率半径が大きいと低く,小さいと高く測定されやすい.
- 角膜厚が薄いと低く,厚いと高く測定されやすい.
- 長眼軸眼では高い傾向がある.

練習問題

問1：最も精度の高い眼圧計はどれか. (52-95改題)

❶ ▶ 反跳眼圧計　❷ ▶ 非接触眼圧計　❸ ▶ Schiøtz眼圧計

❹ ▶ 電気式圧平眼圧計　❺ ▶ Goldmann眼圧計

解答

問1：❺

9 眼底検査

種 類 （2版 p221〜230, 3版 p229〜238, 国試 50-38, 47-106）

- ☑ 倒像鏡
- ☑ 直像鏡
- ☑ 眼底カメラ
- ☑ 蛍光眼底造影(p77 参照)
- ☑ 光干渉断層計(OCT) (p74 参照)
- ☑ 細隙灯顕微鏡(p66 参照)

倒像鏡 （2版 p221, 3版 p229〜230, 国試 50-38, 50-105）

- ☑ 照明光を凸レンズで集光
  - 集光レンズは＋14D，＋20D，＋28D
- ☑ 観察像…倒立実像(上下左右反転)
- ☑ 倍率…2〜4倍
- ☑ 視野…広い
  - 観察範囲：黄斑部〜眼底周辺部
  - 詳細な観察は不適
- ☑ 単眼倒像鏡と双眼倒像鏡(→立体的把握に有用)がある.

直像鏡 （2版 p222, 3版 p229〜230, 国試 52-34）

- ☑ 観察像…正立虚像
- ☑ 倍率…15倍
- ☑ 視野…狭い
  - 観察範囲：乳頭・黄斑部
  - 周辺部の観察は不適
- ☑ 中間透光体の影響を受けやすい.
- ☑ 回転レンズ板で視度調整を行う.
- ☑ 固視検査にも利用可能(p144 参照)

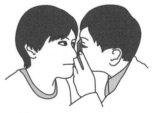

直像鏡による観察

眼底カメラ （2版 p245〜249, 3版 p245〜250, 国試 49-41）

- ☑ リング照明である.
- ☑ ピントグラスは透明である(視度調節の十字線が描かれている).

☑ 撮影に必要な三要素
- アライメント（左右上下の中心）
- ワーキングディスタンス
（前後の最良点）（右図）
- ピント合わせ

☑ 対物レンズの汚れや睫毛・眼瞼は白く映る.

☑ 散瞳型眼底カメラではトロピカミドなどで散瞳を行う.
- 接眼部の視度調整が必要（十字線で確認）
- 必要な瞳孔径：5〜6mm
- 散瞳が悪いと暗く写る.

☑ 周辺網膜の撮影では外部固視灯を動かす（口頭で誘導する）.
- 裂孔箇所など, 撮影したい部位の方向を見てもらう.

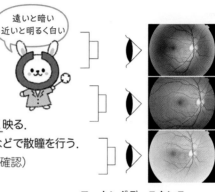

遠いと暗い
近いと明るく白い

ワーキングディスタンス
（田邊宗子：視能学 第3版, p247より）

覚えるコツ！

- 撮影時は両眼開けてもらう.
  - 上眼瞼挙上は右眼撮影時：左手　　左眼撮影時：右手
- 右眼の上耳側の裂孔箇所を
  正面にして撮影したい
  　　　↓
  患者：右上を見る
  検者：外部固視灯を左上に動かす

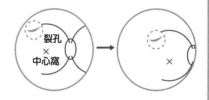

裂孔
×
中心窩

練習問題

問1：眼底検査で正しいのはどれか.
❶▶ 直像鏡の視野は広い.　　❷▶ 眼底カメラで睫毛は黒く映る.
❸▶ 直像鏡は周辺の観察に優れている.
❹▶ 倒像鏡での観察像は上下左右反転する.
❺▶ 散瞳型眼底カメラの必要瞳孔径は3mmである.

問2：左眼の下耳側を正面で撮影したいとき, 患者にどの方向を向くように指示すべきか.

解答

問1：❹　　（❶ 視野は狭い　❷ 白く映る　❸ 乳頭や黄斑の観察に優れている
　　　❺ 5〜6mm）

問2：左下

10 光干渉断層計（OCT）総論

測定原理 （2版 p226, 3版 p234〜235, 国試 51-90）

☑ 低干渉性近赤外光を用い，網膜の断層像を描出する．

☑ 断層像における濃淡や色の違いは反射強度を表す．

	擬似カラー	グレースケール	網膜の各層
高反射	赤・黄	白	神経線維層・エリプソイドゾーン (IS/OS)・網膜色素上皮層
中反射	黄緑・緑	グレー	内網状層・外網状層・外境界膜
低反射	青・黒	黒	神経節細胞層・内顆粒層・外顆粒層

☑ 自動解析により網膜厚の測定が可能

正常眼（黄斑部網膜断層像）での結果の見方 （2版 p226, 3版 p234〜235, 国試 52-104）

☑ 中心窩は網膜内層がないため陥凹している．

☑ 水平断では視神経乳頭に近い黄斑鼻側で神経線維が厚くなる．

☑ 垂直断では上下の神経線維の厚みはほぼ等しい．

● 血管の箇所は測定光がブロックされ低反射（シャドウ）となる．

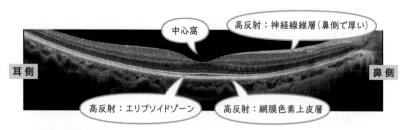

正常な右眼水平断層像（グレースケール）

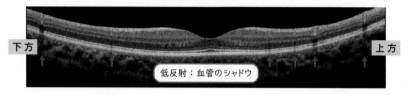

正常な右眼垂直断層像（グレースケール）

測定の注意点 （2版 p227，3版 p235）

☑ 内部固視灯を見るよう指示し，固視を確認し撮影する（撮影には数秒かかる）.
- 内部固視灯が見えなければ外部固視灯を見せるか，口頭で誘導する.

☑ 白内障などの混濁がある場合は信号強度が減弱し，測定に影響を及ぼす.
- 散瞳し，瞳孔中心からではなく混濁箇所を避けて撮影すると良い.

適応疾患 （2版 p227，3版 p234～238，国試 52-71，52-146，51-146，49-26，49-69，49-72）

☑ 緑内障

☑ 黄斑部疾患

（黄斑円孔・黄斑上膜・加齢黄斑変性・中心性漿液性脈絡網膜症など）

☑ 網膜血管病変（糖尿病網膜症・網膜静脈閉塞・網膜動脈閉塞など）

☑ 変性疾患

（網膜色素変性・網膜分離症・卵黄様黄斑ジストロフィなど）

☑ 先天疾患（黄斑低形成・視神経低形成など）

☑ ぶどう膜炎（Vogt-小柳-原田病など）

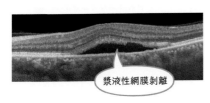

漿液性網膜剥離

中心性漿液性脈絡網膜症

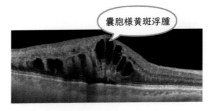

囊胞様黄斑浮腫

網膜静脈分枝閉塞

練習問題

問1：光干渉断層計（OCT）で**誤っている**のはどれか.

❶▶神経線維層は低反射となる.

❷▶網膜色素上皮は高反射となる.

❸▶近赤外線波長を利用している.

❹▶網膜厚を測定することができる.

❺▶神経線維層は黄斑耳側より鼻側で厚く描出される.

解答

問1：❶　高反射となる.

11 光干渉断層計（OCT）各論

撮影モードと症例　(3版 p234〜238,　国試 50-142, 49-26)

- ☑ 黄斑部網膜断層像を撮影するモード（前項参照）
  - どの層に異常があるのか，病態を把握するのに有用
- ☑ 黄斑部網膜厚（以下，黄斑マップ）を測定するモード（症例1）
  - 網膜厚の増大や減少している範囲および程度を把握するのに有用
- ☑ 乳頭周囲の神経線維層厚（以下，乳頭マップ）を測定するモード（症例2）
  - 神経線維層欠損の箇所を把握するのに有用

緑内障の黄斑マップは網膜内層厚を
評価する（黄斑疾患では網膜全層）
→内層厚（神経線維層・神経節細胞層・
内網状層の3層）が薄くなるため

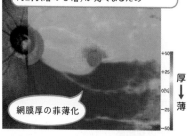

網膜厚の菲薄化

厚
↓
薄

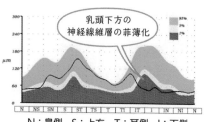

乳頭下方の
神経線維層の菲薄化

N：鼻側　S：上方　T：耳側　I：下側

症例1　緑内障の黄斑マップ（国試 49-26 より）　　**症例2　緑内障の乳頭マップ**

【練習問題】

問1：OCTで視神経乳頭周囲の神経線維層厚を測定した．乳頭下方に菲薄化
　　がみられた場合，予測される視野はどれか．

❶▶下半盲　❷▶中心暗点　❸▶両耳側半盲
❹▶求心性視野狭窄　❺▶上方Bjerrum暗点

【解答】

問1：❺ 乳頭下方に神経線維の菲薄化がみられ，緑内障が疑われる．視野異常
　　は網膜と上下左右反転するため上方Bjerrum暗点となる．

12 Ⅰ 眼科一般検査
蛍光眼底造影検査

概要
（2版 p224～226, 3版 p231～232,
国試 52-97, 51-27, 51-90, 48-40, 48-113）

☑ 造影剤を肘静脈に注入し，眼底の血管変化を捉える→侵襲的な検査

⇔非侵襲的な類似の検査…①眼底自発蛍光（FAF）→網膜色素上皮の評価

（造影剤不要）　　　　　②OCT Angiography（OCTA）→網脈絡膜の血流評価

☑ 検査前に副作用（吐き気や嘔吐・アナフィラキシーショック・心停止など）が起こる可能性について説明し，異常があれば直ちに知らせるよう告げる．

☑ 使用する造影剤により用途が異なる．

● フルオレセインナトリウム蛍光眼底造影（FA）……青色光を照射

● インドシアニングリーン蛍光眼底造影（IA）……近赤外光を照射

	評価	対象疾患
FA	網膜血管系 網膜色素上皮	糖尿病網膜症，網膜静脈閉塞，網膜動脈閉塞，加齢黄斑変性，中心性漿液性脈絡網膜症など
IA	脈絡膜血管系	加齢黄斑変性，ポリープ状脈絡膜血管症，その他の新生血管黄斑症など

FAの異常蛍光
（2版 p224～226, 3版 p232～234,
国試 52-97, 51-27, 51-38, 51-146）

☑ 主に血液網膜関門の機能や新生血管を観察する．

→透過性亢進の所見

過蛍光	● 蛍光漏出（新生血管，中心性漿液性脈絡網膜症など） ● 蛍光貯留（嚢胞様黄斑浮腫，滲出性剥離など） ● 組織染色 ● window defect（網膜色素上皮萎縮など）
低蛍光	● 充盈遅延・欠損（血管閉塞部位など） ● 蛍光遮断（硝子体出血，網膜前出血など）

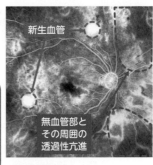

新生血管

無血管部と
その周囲の
透過性亢進

糖尿病網膜症のFA

練習問題

問1：フルオレセインナトリウム蛍光眼底造影検査で誤っているのはどれか．

❶▶網膜血管系を評価する．　❷▶近赤外光を照射して撮影する．

❸▶網膜新生血管は過蛍光を示す．　❹▶糖尿病網膜症の診断に有用である．

❺▶アナフィラキシーショックを生じることがある．

解答

問1：❷ 青色光を照射する．

13 眼軸長検査

光学式と超音波Ａモード法

2版 p235〜236, 3版 p238〜240, 243,
国試 50-32, 47-9, 47-88, 47-109)

☑ 光学式と超音波Ａモード法の比較

	光学式	超音波Ａモード法
測定軸	視軸	光軸
測定範囲	涙液表面〜 網膜色素上皮(RPE)	角膜表面〜 網膜内境界膜(ILM)
中間透光体の影響	受けやすい	受けにくい
測定値	長い	短い

☑ 水晶体の混濁が強い例では超音波Ａモード法が適している.

☑ 超音波Ａモード法の測定項目は眼軸長,角膜厚,前房深度,水晶体厚である.

☑ 眼内レンズの度数計算に必要な項目

- 眼軸長
- 前房深度
- 角膜曲率半径
- 術後の目標屈折度数

光学式の測定項目は
機種によって異なるよ

練習問題

問1：眼内レンズの度数計算に必要な項目はどれか. **2つ選べ**.

❶▶ 眼圧　❷▶ 眼軸長　❸▶ 瞳孔径

❹▶ 角膜曲率半径　❺▶ 角膜内皮細胞数

問2：光学式眼軸長検査について正しいのはどれか. (50-32改題)

❶▶ 測定軸は光軸である.　❷▶ 点眼麻酔が必要である.

❸▶ 内境界膜まで測定される.　❹▶ Ａモードより長く測定される.

❺▶ 超音波を用いて測定している.

解答

問1：❷, ❹

問2：❹ 　(❷ 非接触のため不要　❺ swept source OCT など)

14 I 眼科一般検査
眼窩画像検査

CT（コンピューター断層撮影） （2版 p236, 3版 p244, 国試 47-147）

☑ 眼内異物，眼窩吹き抜け骨折，眼球突出などに有用

☑ X線を使う．

☑ 骨（骨皮質）は白く，空気（副鼻腔）は黒い．

MRI（磁気共鳴画像） （2版 p236, 3版 p244, 国試 52-72, 52-73, 51-150, 48-148, 47-74, 47-149）

☑ 外眼筋炎，固定内斜視，眼球突出，視神経炎，腫瘍，外眼筋麻痺などに有用

☑ 骨（骨皮質）は黒い（低信号）．

☑ T1強調画像，T2強調画像を撮影する．

☑ 強調画像の表示される色の比較

	T1	T2
角 膜	灰色（やや低信号）	
硝子体	黒	白
強 膜	黒	
眼窩脂肪	白	

練習問題

問1：CTで最も黒く表示されるのはどれか．
　　❶ 硝子体　❷ 強膜　❸ 副鼻腔　❹ 眼窩壁　❺ 眼窩脂肪

問2：眼窩MRIが診断に有用でないのはどれか．
　　❶ 甲状腺眼症　❷ 固定内斜視　❸ 外眼筋炎
　　❹ 視神経炎　❺ 重症筋無力症

解答

問1：❸ 空気が最も黒い．

問2：❺ 診断にはテンシロンテストや冷却テストを行う．

1 自律神経作動薬

自律神経作動薬の種類 （2版 p237～240, 3版 p262～265, 国試 52-3, 52-11, 49-53, 48-79, 47-12, 47-37 ほか）

☑ 自律神経に作動する薬物には表のような種類がある.

	薬品名	作用・適応疾患
交感神経作動薬	フェニレフリン塩酸塩	散瞳薬 Horner症候群の診断 虹彩嚢腫の治療
	アドレナリン	Horner症候群の診断
	コカイン塩酸塩	麻酔薬 Horner症候群の診断
交感神経遮断薬	チモロールマレイン酸塩	緑内障治療薬 　→房水産生の抑制
	カルテオロール塩酸塩	
副交感神経作動薬	ピロカルピン塩酸塩	縮瞳薬 緑内障治療薬 　→房水流出の促進 瞳孔緊張症の診断
	アセチルコリン	縮瞳薬
	ジスチグミン臭化物	重症筋無力症の治療薬 調節性内斜視の診断・治療 弱視治療
	エドロホニウム塩化物	重症筋無力症の診断
副交感神経遮断薬	アトロピン硫酸塩	調節麻痺薬 散瞳薬
	シクロペントラート塩酸塩	
	トロピカミド	

ここはよく出る!

代表的な調節麻痺薬・散瞳薬

(2版 p238～239, 3版 p263～264,
国試 52-63, 48-37)

☑ アトロピン硫酸塩

- 最も強力な調節麻痺作用をもつ.
- 弱視の診断・治療, 調節性内斜視の診断, 虹彩毛様体炎の治療に用いられる.
- 点眼方法(調節麻痺を目的):1～2回/日, 5～7日間点眼後に屈折検査
- 調節麻痺作用は1～2週間, 散瞳作用は約10日間持続する.

☑ シクロペントラート塩酸塩

- 小児の屈折検査時の調節麻痺薬の第一選択薬
- 点眼方法:5～10分おきに2回点眼, 1～2時間後に屈折検査
- 調節麻痺作用は1～2日間, 散瞳作用は約2～4日間持続する.

☑ トロピカミド

- 調節麻痺作用は弱く, 一般的に眼底検査の際の散瞳薬として用いられる.
- 15～20分で最大散瞳となり, 作用は5～6時間持続する.

練習問題

問1: 交感神経作動薬はどれか. (48-79改題)

❶ ▶ アトロピン硫酸塩

❷ ▶ ピロカルピン塩酸塩

❸ ▶ フェニレフリン塩酸塩

❹ ▶ チモロールマレイン酸塩

❺ ▶ シクロペントラート塩酸塩

問2: アトロピン硫酸塩点眼薬について**誤っている**のはどれか. (48-37改題)

❶ ▶ 治療にも使用する.

❷ ▶ 交感神経を遮断する.

❸ ▶ 散瞳作用は約10日間持続する.

❹ ▶ 最も強力な調節麻痺作用をもつ.

❺ ▶ 調節麻痺作用は1～2週間持続する.

解答

問1:❸

問2:❷ 副交感神経を遮断する.

点眼麻酔薬 (2版 p241〜242, 3版 p266〜267, 国試 47-112)

☑ オキシブプロカイン塩酸塩

→超速効性で短時間作用であり，使用頻度が高い．

☑ リドカイン塩酸塩

→速効性で中等度の持続時間がある．

〜カイン
は麻酔薬だよ

A型ボツリヌス毒素 (2版 p405〜406, 3版 p406〜408, 国試 49-16, 48-5, 47-37)

☑ 神経筋接合部伝達阻害作用により，筋の弛緩性麻痺を引き起こす．

抗VEGF薬 (国試 47-37, 47-113)

☑ 抗VEGF薬を硝子体内に注射する．

● 網膜・脈絡膜由来の新生血管の
　増殖・成長の抑制

A型ボツリヌス毒素治療の適応疾患は，
・斜視　　・眼瞼けいれん
・片側顔面けいれん　・痙性斜頚
　　　　　　　　　　だよ！

● 加齢黄斑変性・網膜静脈閉塞・糖尿病網膜症などの黄斑浮腫の治療

防腐剤 (2版 p242, 3版 p267)

☑ 点眼薬の代表的な防腐剤としてベンザルコニウム塩化物がある．

薬物の投与法 (2版 p242, 3版 p267)

☑ 局所投与法

● 点眼，眼軟膏，結膜下注射，球後注射，Tenon囊下注射などがある．

点眼薬の基礎 (2版 p242, 3版 p267, 国試 52-79, 51-85)

☑ 点眼薬の眼内移行

● 点眼薬はそのほとんどが角膜を通じて眼内に移行する．

→角膜上皮に障害があると点眼薬の眼内移行が亢進する．

☑ 点眼方法

● 点眼薬の1滴の量は約50μLである．

● 2種類の点眼薬を併用する場合は5分以上の間隔をあける．

薬物の副作用

(2版 p243〜244, 3版 p269〜270, 国試 52-63, 52-77, 51-78, 49-2, 49-15, 48-4, 48-116, 47-113, 47-122, 47-129 ほか)

☑ 薬物には下記の副作用がみられることがある.

薬　物	副作用
アトロピン硫酸塩	顔面紅潮，発熱，悪心，口渇，頻脈 眼圧上昇，近見障害
シクロペントラート塩酸塩	精神神経症状(錯乱，眩暈，幻覚)，近見障害
チモロールマレイン酸塩 カルテオロール塩酸塩	喘息，徐脈
ジスチグミン臭化物	虹彩嚢腫
オキシブプロカイン塩酸塩	角膜上皮障害
ベンザルコニウム塩化物	眼瞼炎，角膜上皮障害
副腎皮質ステロイド	感染症，白内障，緑内障，糖尿病，肥満
A型ボツリヌス毒素	アナフィラキシー症状，眼瞼下垂，眼位異常，眼痛
抗VEGF薬	視力低下，眼圧上昇，結膜下出血 硝子体出血，網膜出血
エタンブトール	視神経症
インターフェロン	網膜症
有機リン	縮瞳，調節けいれん，視神経障害

練習問題

問1：A型ボツリヌス毒素注射の適応はどれか. **2つ選べ.** (48-5改題)

　　　❶▶斜視　❷▶兎眼　❸▶麦粒腫

　　　❹▶眼瞼けいれん　❺▶重症筋無力症

問2：点眼薬の眼内移行が亢進するのはどれか. (52-79改題)

　　　❶▶眼瞼炎　❷▶結膜炎　❸▶虹彩炎

　　　❹▶視神経炎　❺▶角膜びらん

問3：アトロピン硫酸塩の副作用はどれか. **2つ選べ.** (52-77改題)

　　　❶▶幻覚　❷▶口渇　❸▶徐脈

　　　❹▶発熱　❺▶顔面蒼白

解答

問1：❶，❹　　問2：❺　　問3：❷，❹

視能障害学

1 眼瞼

眼瞼下垂 (2版 p264, 3版 p272〜273, 国試 51-120, 50-41, 50-124, 49-32, 48-38, 47-28)

☑ 上眼瞼の挙上障害により，眼瞼が下がっている状態

☑ 原因：上眼瞼挙筋の障害や支配神経である動眼神経の障害による．

先天性	後天性
先天眼瞼下垂 眼瞼縮小症候群 general fibrosis syndrome Marcus Gunn現象　　　など	動眼神経麻痺 Horner症候群 重症筋無力症 加齢性眼瞼下垂 コンタクトレンズ長期装用 慢性進行性外眼筋麻痺(外眼筋ミオパチー) 筋緊張性ジストロフィ　　　　　など

☑ 眼瞼挙筋機能検査についてはp62参照

眼瞼内反 (2版 p265, 3版 p272, 国試 52-147, 51-72)

☑ 眼瞼縁が角膜側に曲がり，睫毛が角膜に接触して角膜上皮障害を起こす．

☑ 症状：流涙，羞明，異物感など

兎眼 (2版 p265, 3版 p272, 国試 51-122, 48-118, 47-43)

☑ 閉瞼が不完全で角膜が露出する状態

☑ 原因：顔面神経麻痺→眼輪筋の障害→閉瞼障害→角膜上皮欠損，角膜潰瘍

麦粒腫 (2版 p266, 3版 p272, 国試 47-40)

☑ 原因：睫毛腺や瞼板腺の急性化膿性炎症

☑ 通常は片眼性

☑ 有痛性

☑ 年齢に関係はない．

☑ 治療：抗菌薬を使う．

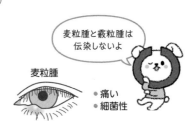

麦粒腫
- 痛い
- 細菌性

麦粒腫と霰粒腫は
伝染しないよ

霰粒腫 (2版 p265, 3版 p273)

☑ 原因：瞼板腺の慢性肉芽腫性炎症

☑ 無痛性

霰粒腫
- 痛くない
- 分泌物がたまったもの

☑ 治療：病巣摘出を行う.

睫毛乱生 （2版 p266, 3版 p273）

☑ 睫毛が乱れて生えた状態で，睫毛が角膜に接触して角膜上皮障害を起こす.

☑ 症状：流涙，羞明，異物感など

その他の眼瞼疾患 （2版 p265, 3版 p272, 国試 48-5）

☑ 眼瞼外反：眼瞼が外側に反り返っている状態→重症化すると兎眼となる.

☑ 眼瞼痙攣：眼輪筋の痙攣→ボツリヌス毒素注射の適応

4章

視能障害学 — Ⅰ 眼疾病学

練習問題

問1：神経原性の眼瞼下垂はどれか．**2つ選べ**．（50-124改題）

❶▶ 動眼神経麻痺

❷▶ 重症筋無力症

❸▶ Horner 症候群

❹▶ 加齢性眼瞼下垂

❺▶ 慢性進行性外眼筋麻痺

問2：麦粒腫について正しいのはどれか．（47-40改題）

❶▶ 無痛性の腫瘤である.

❷▶ 細菌感染による.

❸▶ 小児には生じない.

❹▶ 両眼性である.

❺▶ 瞼板腺の慢性肉芽腫性炎症である.

解答

問1：❶，❸ （❷ 神経筋接合部障害 ❹，❺ 筋性障害）

問2：❷ （❶ 有痛性 ❸ 年齢に関係ない ❹ 通常は片眼性

❺ 急性化膿性炎症，慢性肉芽腫性炎症は霰粒腫）

87

② 涙 器

鼻涙管閉塞 （2版 p266〜267, 3版 p273, 国試 50-123）

- ☑ 原因：先天性，鼻の疾患や手術
- ☑ 症状：流涙，眼脂
- ☑ 治療：涙管ブジー
- ☑ 片眼性が多い．

慢性涙嚢炎 （2版 p266〜267, 3版 p273〜274）

- ☑ 原因：鼻涙管閉塞→涙嚢に涙がたまり，細菌感染を起こす．
- ☑ 症状：流涙，眼脂
- ☑ 治療：涙嚢洗浄，涙嚢鼻腔吻合術

> 新生児では先天鼻涙管閉塞に伴って慢性涙嚢炎になるよ！

急性涙嚢炎 （2版 p266〜267, 3版 p273〜274）

- ☑ 原因：慢性涙嚢炎→涙嚢周囲に急性化膿性炎症
- ☑ 症状：涙嚢周囲の発赤，腫脹，疼痛
- ☑ 治療：消炎ののちに涙嚢鼻腔吻合術

涙腺炎 （2版 p267, 3版 p274）

- ☑ 急性涙腺炎：細菌やウイルス感染で腫脹，疼痛がみられる．
- ☑ 慢性涙腺炎：サルコイドーシス，Sjögren症候群などが原因

涙液分泌減少症・ドライアイ （2版 p267, 3版 p274〜275, 290, 国試 52-47, 47-67）

- ☑ 原因：慢性涙腺炎，Sjögren症候群，VDT作業などによる．
- ☑ 症状：角膜上皮障害，眼の乾燥感，羞明，流涙，異物感，視力低下など
- ☑ 治療：人工涙液やヒアルロン酸ナトリウムの点眼，涙点プラグの挿入
- ☑ Sjögren症候群
  - ●涙腺，唾液腺の分泌低下を伴う自己免疫疾患である．
  - ●関節リウマチに合併する．
  - ●中年女性に多い．
  - ●症状：涙液分泌減少（p68参照）による乾性角結膜炎，口腔乾燥

練習問題

問1： 涙液分泌減少症でみられるのはどれか．（52-47改題）

❶ ▶ 水疱性角膜症

❷ ▶ 樹枝状角膜炎

❸ ▶ 細菌性角膜潰瘍

❹ ▶ 点状表層角膜症

❺ ▶ 角膜ジストロフィ

問2： 50歳の女性．パソコン作業中の眼の乾きを訴えて来院した．視力は右 1.2（矯正不能），左1.0（1.2×＋0.50D）．眼底，眼位に異常を認めない．対応として正しいのはどれか．（47-67改題）

❶ ▶ 経過観察

❷ ▶ 涙囊洗浄

❸ ▶ 抗菌薬点眼

❹ ▶ 人工涙液の点眼

❺ ▶ 涙囊鼻腔吻合術

問3： 涙囊炎について正しいのはどれか．（47-38改題）

❶ ▶ 他人に伝染する．

❷ ▶ 膠原病に合併する．

❸ ▶ 成人にはみられない．

❹ ▶ 眼球突出がみられる．

❺ ▶ 新生児の眼脂の原因である．

解答

問1：❹ 乾性角結膜炎などでみられる．

問2：❹ 　　（❷，❸，❺ 涙囊炎の治療）

問3：❺ 先天性もある．

　　（❶ 伝染しない　❷ 合併しない　❸ 成人にもみられる　❹ みられない）

③ 結 膜

ウイルス性結膜炎 (2版 p268, 3版 p275, 国試 50-10, 48-39, 48-115)

☑ 原因：ウイルス感染で五類感染症に分類される.

☑ 治療：特異的な治療薬はない.

　　　→抗菌薬(重複感染予防)やステロイド点眼(炎症反応の軽減)

☑ 接触感染，飛沫感染

	流行性角結膜炎	急性出血性結膜炎	咽頭結膜熱
ウイルス	アデノウイルス 8型	エンテロウイルス 70型	アデノウイルス 3型
潜伏期	1週間～10日	1日	5～7日
症 状	流涙・眼脂・羞明・充血・異物感		
所 見	● 偽膜(小児) ● 点状表層角膜症 ● 耳前リンパ節腫脹	● 結膜下出血	● 発熱・咽頭痛

細菌性結膜炎 (2版 p268, 3版 p275, 国試 52-118, 51-123)

☑ 淋菌性結膜炎・クラミジア結膜炎(封入体結膜炎とも呼ばれる)

　　● 産道感染による場合もある.

関連項目

☑ 感染経路別原因微生物
(2版 p464, 3版 p477, 国試 52-80, 51-112, 50-5, 50-117, 47-38)

接触感染	飛沫感染	空気感染
● 赤痢菌 ● 梅毒菌 ● 淋菌 ● クラミジア ● ロタウイルス ● アデノウイルス ● C・B型肝炎ウイルス ● ヒト免疫不全ウイルス ● 単純ヘルペスウイルス	● 髄膜炎菌 ● 百日咳菌 ● 風疹ウイルス ● アデノウイルス ● インフルエンザウイルス ● マイコプラズマ	● 結核菌 ● 麻疹ウイルス ● 水痘ウイルス

アレルギー性結膜炎 （2版 p269，3版 p275，国試 49-38，48-71，48-118，47-121）

☑ 春季カタル
- 原因：アレルギー性結膜炎，アトピー性皮膚炎に合併する.
- 所見：石垣状巨大乳頭
- 症状：瘙痒感，異物感，眼脂，流涙，角膜上皮障害など
- 学童期から青年期の男子に多い.

☑ 巨大乳頭結膜炎
- コンタクトレンズ装用者に多い.

その他の結膜疾患 （2版 p269，284，3版 p276，国試 49-38，49-70，49-119）

☑ 翼状片
- 原因：紫外線などの外界刺激
- 所見：結膜組織が角膜に向かい三角形に侵入する.
- 症状：進行すると視力低下，不正乱視増加

結膜に影響を及ぼす全身疾患 （2版 p284，3版 p291，国試 49-119）

☑ Stevens-Johnson症候群
- 原因：全身の粘膜や皮膚に炎症を起こす，薬剤性免疫異常
- 所見：重度の角結膜障害で眼球癒着や眼球乾燥を起こす.

4章

視能障害学 — I 眼疾病学

練習問題

問1：アレルギーが原因となるのはどれか. （52-118改題）
- ❶ ▶ 咽頭結膜炎　❷ ▶ 流行性角結膜炎
- ❸ ▶ 巨大乳頭結膜炎　❹ ▶ クラミジア結膜炎
- ❺ ▶ 急性出血性結膜炎

問2：飛沫感染するのはどれか. 2つ選べ. （51-123改題）
- ❶ ▶ 風疹ウイルス　❷ ▶ 麻疹ウイルス　❸ ▶ ロタウイルス
- ❹ ▶ B型肝炎ウイルス　❺ ▶ インフルエンザウイルス

解答
問1：❸　（❶，❷，❺ ウイルス性　❹ 細菌性）
問2：❶，❺　（❷ 空気感染　❸，❹ 接触感染）

4 角膜

角膜疾患の分類(一部)

☑ 角膜疾患の分類と特徴

感染性	● 細菌性角膜潰瘍 ● 単純ヘルペス角膜炎 ● 角膜真菌症：主に樹木の枝や草葉での外傷による ● アカントアメーバ角膜炎：ソフトコンタクトレンズ装用者に好発
非感染性	● 角膜上皮欠損(角膜びらん) ● 点状表層角膜症 ● 乾性角結膜炎：p88参照 ● 兎眼性角膜障害：p86参照 ● 角膜潰瘍：上皮から実質に欠損が及んだもの
その他	● 円錐角膜 ● 水疱性角膜症 ● 角膜ジストロフィ：遺伝性，進行性の角膜混濁 ● 輪部デルモイド：先天性の半球状腫瘤で角膜乱視による弱視が多い ● 電気性眼炎(雪眼炎)：紫外線による

細菌性角膜潰瘍 （2版 p270， 3版 p277， 国試 49-71，48-32）

☑ 原因：コンタクトレンズ装用，外傷による上皮障害の後の細菌感染

☑ 起炎菌：緑膿菌，ブドウ球菌など

単純ヘルペス角膜炎 （2版 p270， 3版 p276， 国試 49-38，49-102，48-32）

☑ 原因：三叉神経内に潜伏していたウイルスが表
層で再活性化したもの

☑ 上皮：樹枝状角膜炎を起こす→重症化すると地
図状角膜潰瘍

☑ 実質：円板状角膜炎となる.

ヘルペスから点状表層までの
3つの疾患の主な症状は
羞明・流涙・疼痛・
充血だよ！

角膜上皮欠損 （2版 p269， 3版 p276，
国試 51-122，50-118，47-43，47-146）

☑ 原因：外傷，コンタクトレンズ装用，顔面神経麻痺など

☑ 上皮全層が脱落した状態(角膜びらん)

☑ 欠損部分はフルオレセインで濃く染色される.

点状表層角膜症 （2版 p269, 3版 p276, 国試 48-71）

- ☑ 原因：<u>ドライアイ</u>，眼瞼内反，<u>コンタクトレンズ装用</u>，点眼薬など
- ☑ 上皮<u>表</u>層が点状に脱落した状態
- ☑ 点状の欠損部分は<u>フルオレセイン</u>で染色される．

円錐角膜 （2版 p271, 3版 p277〜278，290〜291，国試 51-148，49-38，49-121，48-59，48-142）

- ☑ 既往に<u>アトピー性皮膚炎</u>や<u>Down症</u>が多い．
- ☑ 角膜下方が円錐状に突出するため<u>不正乱視</u>が生じる．
- ☑ 治療：<u>ハードコンタクトレンズ処方</u>，進行例では角膜移植(p64参照)

水疱性角膜症 （2版 p213, 3版 p221，国試 48-32）

- ☑ 原因：白内障手術などをきっかけとする<u>内皮</u>の機能不全
- ☑ 内皮細胞密度が<u>500</u>cell/mm^{2}以下で生じる可能性がある．（p65参照）

1,000cell/mm^{2}以下の
白内障手術は
要注意だよ！

練習問題

問1：角膜障害の原因でないのはどれか．（48-118改題）
　　❶▶円錐角膜　❷▶睫毛乱生　❸▶眼瞼下垂
　　❹▶春季カタル　❺▶顔面神経麻痺

問2：18歳の女性．コンタクトレンズを装用したまま就寝したところ，激しい疼痛と流涙で開瞼困難となったため来院した．コンタクトレンズを洗浄せずに使用していたこともあった．考えられる疾患はどれか．（49-71改題）
　　❶▶翼状片　❷▶角膜潰瘍　❸▶顆粒状角膜ジストロフィ
　　❹▶水疱性角膜症　❺▶Stevens-Johnson症候群

解答

問1：❸　　（❶ 角膜の形態異常　❷ 睫毛が角膜に接触し角膜上皮障害
　　　　　　❹ 角膜上皮障害を起こす　❺ 兎眼により角膜上皮障害）

問2：❷　　（❶ 結膜組織が角膜に侵入　❸ 常染色体優性遺伝の角膜混濁
　　　　　　❹ 内皮障害　❺ 薬剤などにより全身に炎症を起こす）

白内障 （2版 p272, 3版 p278〜279, 国試 52-41, 52-116, 51-41, 50-119, 49-113, 48-19）

☑ 原因と症状

原　因	症　状
• 加齢 • 糖尿病 • アトピー性皮膚炎 • ぶどう膜炎 • 放射線被ばく，紫外線 • 副腎皮質ステロイド投与 • 風疹(先天白内障) • 外傷 など	• グレア：強い光がまぶしく感じる現象 • 近視化 • 視力低下 • コントラスト感度低下 • 単眼複視 • 霧視 • 羞明 など

☑ 治 療
- 手術（超音波乳化吸引術＋眼内レンズ挿入術が一般的）
- 眼内レンズ度数計算ついては検査学眼軸長測定の項を参照

☑ 後発白内障
- 白内障術後に水晶体上皮細胞の再増殖によって後嚢が混濁する.

眼内レンズ （2版 p151, 272, 3版 p154〜155, 国試 47-41）

☑ 単焦点眼内レンズ：1 ヵ所にピントが合う.

☑ 多焦点眼内レンズ：2 ヵ所以上にピントが合う.

☑ トーリック眼内レンズ：乱視矯正用

ハロー
光の周辺に
輪がかかって見える

グレア
強い光を
まぶしく感じる

水晶体偏位 （2版 p272, 3版 p279, 国試 47-41）

☑ 先天性位置異常

☑ Marfan症候群
- くも指症を伴う.
- 眼症状では単眼複視，近視化や高度の乱視がある.

老視 (2版 p153～154, 3版 p117, 124～125, 国試 52-115, 52-149, 49-123, 47-46)

☑ 調節のしくみ(p40参照)

☑ 加齢に伴い水晶体の弾性の低下により調節力が減退し，最終的には近方明視が困難になる.

☑ 老視を自覚する時期は，遠視，正視，近視の順に早いとされている.

☑ 症状：眼精疲労，頭痛，薄暗い環境で見えにくい，初期には近方視から遠方視が可能となる時間(調節弛緩時間)の延長

┌─ 関連項目 ──────────────────

● その他の調節の異常
(2版 p154, 3版 p379～380, 国試 52-115, 51-15, 48-24, 48-45, 47-46)

☑ 毛様体筋の障害により起こる.

近点が短縮される	調節緊張 調節けいれん
近点が延長される	調節不全 調節麻痺：動眼神経麻痺で起こる

> VDT症候群は調節障害・眼精疲労・ドライアイを起こすよ!

練習問題

問1：調節異常について誤っているのはどれか. (52-115改題)

❶▶ 調節けいれんは近点が短縮する.

❷▶ 調節麻痺は顔面神経麻痺で起こる.

❸▶ 調節不全は眼精疲労の原因となる.

❹▶ 過度なVDT作業は眼精疲労の原因となる.

❺▶ 調節緊張は近方視から遠方視が可能となる時間が延長する.

問2：白内障の原因でないのはどれか. (52-116改題)

❶▶ 糖尿病　❷▶ ガラクトース血症　❸▶ 筋強直性ジストロフィ

❹▶ Down症候群　❺▶ Marfan症候群

解答

問1：❷

問2：❺　(❷ 血液中のガラクトース濃度が上昇した状態
❸ 筋力低下や全身にさまざまな合併症を併発する)

6 緑内障

緑内障総論 (2版 p273, 3版 p279, 国試 48-112)

- ☑ 定義は視神経と視野に特徴的変化を有し，機能的構造的異常を特徴とする疾患
  - 神経節細胞数の減少→神経線維層欠損→対応する箇所の視野異常
- ☑ わが国における失明原因の1位
- ☑ 日本人における40歳以上の有病率：5%

原発開放隅角緑内障(広義) (2版 p273, 3版 p279〜280, 国試 52-50, 51-42, 50-142, 49-67, 49-68, 48-25, 48-126, 48-147, 47-116)

- ☑ 病型：眼圧が正常範囲よりも高いもの→原発開放隅角緑内障
  眼圧が正常範囲であるもの→正常眼圧緑内障

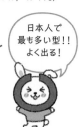

日本人で
最も多い型!!
よく出る!

- ☑ 原因：房水流出抵抗の増大による眼圧上昇．正常眼圧緑内障で
  は篩状板あるいは視神経軸索そのものの脆弱性など
- ☑ 乳頭の特徴：C/D比の増加(陥凹拡大)，辺縁(rim)の菲薄化，
  神経線維層欠損，乳頭出血，乳頭周囲脈絡膜萎縮
  など
- ☑ 視野障害：傍中心暗点，Bjerrum暗点，Mariotte
  盲点の拡大，鼻側階段，弓状暗点など
- ☑ OCT：乳頭周囲の神経線維層の菲薄化(p76参照)
- ☑ 自覚症状：なし

原発開放隅角緑内障
(国試 45-70 より)

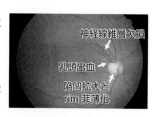

神経線維層欠損

乳頭出血

陥凹拡大と
rim 菲薄化

原発閉塞隅角緑内障 (2版 p273, 3版 p280, 国試 51-121, 50-147)

- ☑ 隅角閉塞による眼圧上昇と緑内障性視神経症
- ☑ 原因：主に浅前房・狭隅角による瞳孔ブロックを中心とする隅角閉塞
- ☑ 急性に発症したもの→急性緑内障発作
- ☑ 自覚症状・所見
  - 急激かつ高度の視力障害，霧視，虹視症
  - 角膜上皮性浮腫，毛様充血，散瞳または対光反射の減弱・消失
  - 前房混濁(細胞・フレア)
  - 急激な眼痛や頭痛，悪心や嘔吐など

続発緑内障 （3版 p280）

☑ 他の眼疾患，全身疾患あるいは薬物使用が原因となる眼圧上昇

☑ 副腎皮質ステロイド薬投与によるステロイド緑内障，眼内虚血病変（増殖糖尿病網膜症，網膜中心静脈閉塞症，眼虚血症候群など）に続発する血管新生緑内障，ぶどう膜炎（高眼圧を伴う炎症，p99参照）によるものなどがある．

小児緑内障 （3版 p280〜281，国試 51-49）

☑ 小児期に発症した病態に起因する緑内障．発達緑内障（旧）

☑ 原発先天緑内障：角膜径の拡大……牛眼

☑ 続発小児緑内障（他の疾患・要因によるもの）

- 無虹彩症，Down症，Marfan症候群，Sturge-Weber症候群

関連項目

- 緑内障性視神経症：緑内障に伴う特徴的な乳頭所見と視神経の障害
- 前視野緑内障：視神経乳頭陥凹や神経線維層欠損に緑内障としての特徴を認めるにもかかわらず，視野障害が検出されない．

練習問題

問1： 正常眼圧緑内障で病初期からみられるのはどれか．**2つ選べ．**

❶▶眼痛　**❷**▶狭隅角　**❸**▶角膜浮腫　**❹**▶視神経乳頭陥凹

❺▶網膜神経線維層欠損

問2： 急性緑内障発作で**みられない**所見はどれか．（51-121 改題）

❶▶縮瞳　**❷**▶頭痛　**❸**▶眼痛　**❹**▶毛様充血

❺▶前房内細胞

問3： 血管新生緑内障の発症リスクがあるのはどれか．**2つ選べ．**

❶▶眼虚血症候群　**❷**▶加齢黄斑変性

❸▶増殖糖尿病網膜症　**❹**▶網膜中心動脈閉塞症

❺▶中心性漿液性脈絡網膜症

解答

問1：**❹**，**❺**　　問2：**❶**　　問3：**❶**，**❸**　（p100参照）

7 ぶどう膜

Vogt-小柳-原田病 (2版 p274, 503, 3版 p281〜282, 521, 国試 52-146, 50-120, 48-120, 47-42, 47-71)

☑ メラノサイトを標的とする自己免疫性炎症

☑ 全身の前駆症状の後，両眼の急激な視力低下をきたす．

☑ 急性期の滲出性網膜剥離や回復期の夕焼け状眼底が特徴的

Behçet 病 (2版 p274, 503, 3版 p281, 521, 国試 49-43)

☑ 原因不明(遺伝素因・感染病原体・環境因子など)の自己免疫疾患

☑ 急激に発症し，長期間にわたり寛解・再発を繰り返す．

☑ 口腔内アフタ・陰部潰瘍・結節性紅斑・前房蓄膿性虹彩炎が主症状

サルコイドーシス (2版 p274, 503, 3版 p281, 521, 国試 52-49, 51-118)

☑ 原因不明(病原微生物感染によるリンパ球の過剰反応など)の自己免疫疾患

☑ 両側肺門部リンパ節腫脹や虹彩毛様体炎(結節や沈着物)が特徴的

☑ ぶどう膜炎のよく出る所見・症状まとめ

ここはよく出る！
(特に原田病)

	眼所見・症状		全身所見・症状	
Vogt-小柳-原田病	急性期：滲出性網膜剥離，乳頭浮腫		前駆期：感冒様症状，耳鳴・難聴，頭痛	
	回復期：夕焼け状眼底		回復期：皮膚白斑，白髪	
Behçet病	前房蓄膿(虹彩毛様体炎)，網脈絡膜炎，眼底出血		口腔内アフタ，陰部潰瘍，結節性紅斑，関節炎	
サルコイドーシス	虹彩結節，隅角結節，豚脂様角膜後面沈着物，硝子体混濁，静脈周囲炎		両側肺門部リンパ節腫脹，ツベルクリン反応陰性化，結節性紅斑	

コロボーマ (ぶどう膜欠損) (2版 p275, 3版 p282, 国試 52-43)

☑ 原因：眼杯裂の閉鎖障害により内壁構成組織の一部が欠損

☑ 所見：欠損部は下方鼻側に多い(程度はさまざま)．

☑ 代表的病態：虹彩欠損・毛様体欠損・網脈絡膜欠損・視神経乳頭下方コーヌスなど

無虹彩 (2版 p275, 3版 p282)

☑ 合併症：角膜混濁・白内障・水晶体偏位・緑内障・<u>黄斑低形成</u>・視神経低形成など

☑ 症状：<u>羞明</u>・<u>眼振</u>・視力不良・弱視・斜視など

瞳孔膜遺残 (2版 p275, 3版 p282)

☑ 胎生期の水晶体形成に関わる<u>血管膜</u>の遺残

覚えるコツ！

- 高眼圧は<u>サルコイドーシス</u>やPosner-Schlossman症候群でみられる.
- <u>交感性眼炎</u>は穿孔性外傷または手術後に発生する両眼性炎症で，<u>Vogt-小柳-原田病</u>類似の病態である.
- 虹彩は水晶体に癒着することがある(虹彩後癒着). このため瞳孔が変形する. 隅角部で線維柱帯に癒着すると虹彩前癒着となる.

練習問題

問1： サルコイドーシスでみられるのはどれか. **2つ選べ.**

    ❶▶網膜剥離　❷▶前房蓄膿

    ❸▶頭皮のピリピリ感　❹▶雪玉状硝子体混濁

    ❺▶両側肺門部リンパ節腫脹

問2： Vogt-小柳-原田病でみられるのはどれか. **2つ選べ.**

    ❶▶網膜出血　❷▶網膜剥離　❸▶夕焼け状眼底

    ❹▶外陰部潰瘍　❺▶口腔アフタ性潰瘍

問3： Behçet病でみられるのはどれか. **2つ選べ.**

    ❶▶網膜出血　❷▶隅角結節　❸▶夕焼け状眼底

    ❹▶豚脂様角膜後面沈着物　❺▶前房蓄膿性虹彩毛様体炎

解答

問1：❹, ❺　(❶, ❸ はVogt-小柳-原田病　❷ はBehçet病)

問2：❷, ❸　(❶, ❹, ❺ はBehçet病)

問3：❶, ❺　(❷, ❹ はサルコイドーシス　❸ はVogt-小柳-原田病)

8 網膜 ①

高血圧・動脈硬化 （2版 p277， 3版 p283， 国試 52-120， 49-148）

☑ 高血圧所見

- （第1度）動脈の狭細
- （第2度）動脈管径の変動
- （第3度）出血や白斑（循環障害の出現）
- （第4度）乳頭浮腫

☑ 動脈硬化所見

- （第1度）反射亢進
- （第2度）高度の交叉現象
- （第3度）銅線動脈
- （第4度）銀線動脈

動脈閉塞 （2版 p276， 3版 p283， 国試 51-115， 50-121， 50-146， 49-66， 48-70， 47-115）

☑ 原因：塞栓・血栓など

☑ 視神経乳頭内での閉塞→網膜中心動脈閉塞

- 所見：網膜中心動脈が栄養する網膜内層の虚血により，眼底が乳白色に混濁し，中心窩のみが通常の色調となる……cherry red spot
- 網膜電図：陰性型

☑ 動脈分岐部での閉塞→網膜動脈分枝閉塞

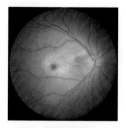

網膜中心動脈閉塞

静脈閉塞 （2版 p276， 3版 p282〜283， 国試 51-147， 49-72）

☑ 原因：血栓・動脈の圧迫など

☑ 視神経乳頭内での閉塞→網膜中心静脈閉塞
　動静脈交叉部での閉塞→網膜静脈分枝閉塞

☑ 所見：表層出血（線状・火炎状出血），白斑，静脈の拡張・蛇行，嚢胞様黄斑浮腫など

糖尿病網膜症 （2版 p276， 3版 p284， 289〜290， 国試 52-123， 50-24， 49-122， 47-47）

☑ 高血糖による細小血管障害（microangiopathy）

☑ 所見（改変Davis分類）

- 網膜症なし
  - 単純網膜症：毛細血管瘤・出血・白斑
  - 増殖前網膜症：軟性白斑・網膜内細小血管異常・静脈の変形（数珠状静脈など）
  - 増殖網膜症：新生血管・線維血管膜・硝子体出血・牽引性網膜剥離・血管新生緑内障

☑ 網膜電図：律動様小波減弱型
☑ 糖尿病眼合併症：角膜障害，白内障，散瞳不良(糖尿病瞳孔)，虹彩毛様体炎，囊胞様黄斑浮腫，視神経症，外眼筋麻痺など

関連項目

- 急激な視力低下を起こす代表的な疾患は以下のとおり (国試 47-44)

  ☑ 閉塞隅角緑内障，硝子体出血，網膜剝離，網膜中心動脈閉塞，視神経炎，視神経管骨折

練習問題

問1： 眼底の高血圧所見はどれか．**2つ選べ．**

   ❶▶銀線動脈　❷▶交差現象　❸▶乳頭浮腫

   ❹▶反射亢進　❺▶動脈口径不同

問2： 網膜中心動脈閉塞で虚血の影響を**受けない**のはどれか．**2つ選べ．**

   ❶▶視細胞　❷▶双極細胞　❸▶網膜神経節細胞

   ❹▶網膜色素上皮細胞　❺▶amacrine細胞

問3： 単純糖尿病網膜症にみられるのはどれか．（49-122改題）

   ❶▶点状出血　❷▶数珠状静脈　❸▶硝子体出血

   ❹▶牽引性網膜剝離　❺▶網膜内細小血管異常

解答

問1：❸，❺　（❶，❷，❹は動脈硬化性所見）

問2：❶，❹　（❷，❸，❺は脳層の構成要素）

問3：❶　（❷，❺は増殖前網膜症　❸，❹は増殖網膜症）

9 網膜 ② ・硝子体

網膜色素変性　(2版 p277, 3版 p284, 国試 52-70, 50-24, 47-119, 47-141)

☑ 進行性の遺伝疾患（常染色体劣性遺伝などもあるが，孤発例も多い）

☑ 所見：粗糙網膜，骨小体様色素沈着，
　　　　　血管狭細化，視神経萎縮

☑ 症状：夜盲で発症，視野異常は輪状暗点
　　　　　→求心性視野狭窄，
　　　　　　進行すると視力・色覚障害

☑ 網膜電図：平坦型(消失型)

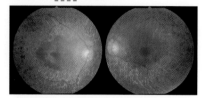

網膜色素変性(国試 45-142, 143 より)

黄斑疾患

◉ **中心性漿液性脈絡網膜症**　(2版 p277, 3版 p285, 国試 51-146, 48-145)

☑ 原因：不明．30〜50歳の男性に好発．網膜色素上皮の障害により発症

☑ 所見：黄斑部に漿液性網膜剥離

☑ 症状：小視症・変視症・比較中心暗点・遠視化

◉ **加齢黄斑変性**　(2版 p278, 3版 p285, 国試 47-117)

☑ 前駆病変：色素上皮剥離，ドルーゼン

☑ 所見：脈絡膜新生血管により出血，浮腫をきたす．
　　　　→硝子体出血をきたすこともある．

☑ 症状：変視症，視力低下，中心暗点

◉ **黄斑円孔**　(2版 p278, 3版 p285, 国試 52-71)

☑ 原因：加齢や外傷により中心窩が丸く欠損

☑ 症状：視力低下，変視症，小視症

◉ **黄斑上膜**　(3版 p285, 国試 48-146)

☑ 原因：硝子体と内境界膜の間に膜組織が形成される．

☑ 症状：変視症，視力低下，大視症

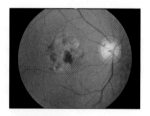

加齢黄斑変性

黄斑疾患に
必要な検査は
蛍光眼底造影や
OCT！

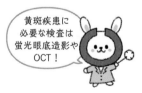

後部硝子体剝離　(2版 p280, 3版 p12, 287,
国試 52-103, 51-119, 50-122, 49-124, 47-42)

☑ 原因：加齢により硝子体が液化

☑ 症状：飛蚊症

硝子体混濁 (2版 p280, 3版 p287)

☑ 原因：剥離硝子体膜あるいはWeiss輪，ぶどう膜炎，出血など
☑ 症状：<u>飛蚊症</u>

硝子体出血 (2版 p233, 3版 p287, 国試 51-119)

☑ 原因：<u>後部硝子体剥離</u>，<u>増殖糖尿病網膜症</u>，<u>加齢黄斑変性</u>など
☑ 検査：<u>超音波Bモード</u>，網膜電図

網膜剥離 (2版 p278, 3版 p286, 国試 52-119, 51-119, 50-72, 47-42)

● **裂孔原性網膜剥離（原発剥離）**
☑ 原因：網膜に裂孔ができ，液状になった硝子体が網膜下に入って剥離する．
後部硝子体剥離が契機となることが典型．強度近視，アトピー性皮膚炎，外傷など

● **非裂孔原性網膜剥離（続発剥離）**
☑ 牽引性網膜剥離：増殖組織が収縮し網膜を牽引したときに起こる（<u>増殖糖尿病網膜症</u>など）．
☑ 滲出性網膜剥離：血管障害やぶどう膜炎で網膜下に滲出物がたまったときに起こる（<u>中心性漿液性脈絡網膜症</u>，Coats病その他の血管病変，<u>Vogt-小柳-原田病</u>など）．

練習問題

問1：後部硝子体剥離が原因とならないのはどれか．(52-103改題)
　　❶▶飛蚊症　❷▶黄斑円孔　❸▶網膜剥離
　　❹▶硝子体出血　❺▶加齢黄斑変性
問2：網膜剥離をきたさないのはどれか．
　　❶▶Coats病　❷▶網膜色素変性　❸▶増殖糖尿病網膜症
　　❹▶アトピー性皮膚炎　❺▶中心性漿液性脈絡網膜症

解答
問1：❺ 加齢黄斑変性は脈絡膜新生血管が原因
問2：❷ 網膜色素変性は滲出性病変ではない．

1 瞳 孔

瞳孔の大きさ （2版 p286〜287, 3版 p292〜293, 国試 50-16）

- ☑ 暗室……大きい　　明室……小さい
- ☑ 瞳孔のサイズは年齢的変化がある.
  - 生後6ヵ月まで……生理的縮瞳
  - 青年期……生理的散瞳
  - 中年期以降……加齢性の生理的縮瞳
- ☑ 男性より女性で大きい.
- ☑ 遠視眼より近視眼で大きい.
- ☑ 感情(驚き, 喜び, 怒り, 恐れ, 不安など)の変化で散瞳する.
- ☑ 瞳孔径の左右差の正常：0.5mm未満

瞳孔の検査と異常 （2版 p286, 3版 p292〜295, 国試 52-12, 48-13, 48-33, 47-45）

- ☑ 対光反応：求心路障害と遠心路障害で反応は異なる(経路はp18参照).
  - 交互点滅対光反射試験 swinging flashlight test (p19参照)で異常を検出
    →一眼の求心路障害では瞳孔径の左右差あり
- ☑ RAPD (relative afferent pupillary defect：相対的瞳孔求心路障害)：上記検査において, 左右差が生じている状態
  - RAPDは, 視神経障害あるいは広範囲な網膜障害でみられる.
  - 中脳背側症候群(Parinaud症候群)では, 視機能障害を伴わない対側のRAPDが生じる.
- ☑ 近見反応(輻湊反応)：近見時の輻湊・調節・縮瞳の複合反射運動
  - 求心路：内直筋にある知覚受容体→三叉神経→三叉神経中脳核→E-W核
  - 遠心路：E-W核→毛様体神経節→短毛様(体)神経→毛様体筋・虹彩筋
- ☑ light-near dissociation：対光反応は減弱〜消失, 近見反応は保存
  - 瞳孔緊張症(Adie症候群)・Argyll Robertson瞳孔・Parinaud症候群
- ☑ 変形：(p99参照)

散 瞳

- ◉ 瞳孔緊張症 （2版 p290〜291, 3版 p297, 国試 51-142, 48-122, 47-45）
- ☑ 毛様体神経節または節後線維の障害による縮瞳不全
- ☑ 若い女性に多い.

☑ 対光反応は微弱〜消失し，分節状に収縮

☑ light-near dissociationがみられる．

☑ 0.125%ピロカルピン塩酸塩や2.5%メタコリン塩化物の点眼にて縮瞳

☑ Adie症候群：瞳孔緊張症＋深部腱反射減弱

◉ **動眼神経麻痺**　(2版 p290, 367〜369, 3版 p297, 378〜380, 国試 48-13, 48-42, 48-122, 47-45)

☑ 動脈瘤または腫瘍による圧迫，血管障害，外傷など

　● 特に圧迫によるものは瞳孔障害が起こりやすい．

☑ 対光反応・近見反応とも消失

◉ **外傷性散瞳**　(2版 p290, 3版 p296, 国試 47-45)

☑ 対光反応・近見反応とも消失

◉ **緑内障発作**　(2版 p290, 3版 p296, 国試 47-45)

☑ 括約筋の損傷により中等度散瞳

☑ 対光反応・近見反応とも消失

◉ **散瞳薬点眼**　(2版 p290, 3版 p296)

☑ 交感神経作動薬点眼(フェニレフリン塩酸塩など)

☑ 副交感神経遮断薬点眼(アトロピン硫酸塩など)

練習問題

問1：直接および間接対光反応が左瞳孔で消失し，右瞳孔で正常である場合，病変部位はどれか．
　　❶▶後交連　❷▶右視神経　❸▶左視神経
　　❹▶右動眼神経　❺▶左動眼神経

問2：散瞳するのはどれか．2つ選べ．
　　❶▶糖尿病瞳孔　❷▶急性緑内障発作　❸▶副交感神経の緊張
　　❹▶Adie瞳孔　❺▶Argyll Robertson瞳孔

解答

問1：❺ 左側遠心路障害を示している．

問2：❷，❹

縮 瞳

◉ Horner 症候群 （2版 p292〜293, 3版 p299, 国試 49-45, 48-13, 48-122, 47-45）

☑ 原因：交感神経遠心路障害

☑ 症状：片眼（患側）の中等度縮瞳, 軽度上眼瞼下垂（Müller 筋障害）または下眼瞼挙
上による瞼裂狭小, 見かけ上の眼球陥凹, 患側顔面の発汗減少がみられる.

☑ 対光反応・近見反応とも保存（厳密には縮瞳後の散瞳に時間がかかる）

◉ Argyll Robertson 瞳孔 （2版 p293, 3版 p299, 国試 47-45）

☑ 両眼性の縮瞳, 不整のため瞳孔不同をきたすこともある.

☑ 対光反応は消失, 近見反応は保存→light-near dissociation

◉ 虹彩炎 （2版 p291, 3版 p298）

☑ 炎症により瞳孔括約筋が刺激され縮瞳する.

◉ 糖尿病 （2版 p291〜292, 3版 p298）

☑ 糖尿病による動眼神経麻痺では散瞳がないことが多い（瞳孔回避）.

◉ 縮瞳薬点眼 （2版 p291, 3版 p298, 国試 48-122）

☑ 副交感神経作動薬（ピロカルピン塩酸塩など）

◉ 薬 物 （2版 p293, 3版 p300, 国試 48-13, 48-122）

☑ コリンエステラーゼ阻害薬中毒（有機リン中毒〜農薬, 殺虫剤でも）, ニコチン,
ヘロイン・モルヒネ中毒

瞳孔不同 （2版 p286, 290, 292, 293, 3版 p292, 295〜297, 299, 国試 52-114, 48-42）

☑ 瞳孔径の左右差が0.5mm 以上のもの

☑ 一般に自律神経遠心路の異常による.

☑ 視神経炎などの求心路の異常では瞳孔不同は起こらない.

☑ 暗室で著明→交感神経の異常（Horner症候群など）は
暗所での散瞳不良

☑ 明室で著明→副交感神経の異常（Adie症候群など）は
明所での縮瞳不良

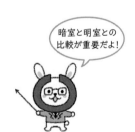

暗室と明室との
比較が重要だよ！

☑ 瞳孔でよく出てくる選択肢まとめ　（国試）51-104, 50-104, 50-113）

	瞳孔状態	瞳孔不同	対光反応／近見反応
Adie症候群	散瞳	明室で著明	−／＋
動眼神経麻痺	散瞳	明室で著明	−／−
Horner症候群	縮瞳	暗室で著明	＋／＋
Argyll Robertson瞳孔	縮瞳	不整瞳孔	−／＋

（4章 視能障害学 —— Ⅱ 神経眼科学）

練習問題

問1：瞳孔の対光・近見反射解離を生じるのはどれか．（52-12改題）
　❶▶内側縦束（MLF）症候群
　❷▶Sjögren症候群
　❸▶Parinaud症候群
　❹▶Sturge-Weber症候群
　❺▶Foster Kennedy症候群

問2：病名と瞳孔所見の組合せで誤っているのはどれか．（50-113改題）
　❶▶橋出血 ————————— 両眼・縮瞳
　❷▶動眼神経麻痺 ————— 患眼・縮瞳
　❸▶Adie症候群 ————— 患眼・散瞳
　❹▶Horner症候群 ————— 患眼・縮瞳
　❺▶Argyll Robertson瞳孔 —— 両眼・縮瞳

問3：暗所で瞳孔不同が顕著になるのはどれか．（52-114）
　❶▶外傷性散瞳
　❷▶Adie症候群
　❸▶動眼神経麻痺
　❹▶Horner症候群
　❺▶有機リン中毒

解答
問1：❸ 瞳孔は，対光反射の消失・近見反射は正常を示す．
問2：❷ 副交感神経線維が障害される．
問3：❹ 健側に比べ，患側は暗所での散瞳が弱い．

2 視神経

視神経疾患

● **視神経炎** （2版 p302, 3版 p309〜310, 国試 52-8, 51-117, 49-105, 49-115, 48-121）

☑ 原因：通常，脱髄性．多発性硬化症，視神経脊髄炎など

☑ 炎症の部位により以下のとおり分けられる．

- 視神経乳頭炎：乳頭の境界不鮮明・発赤腫脹，視野は中心暗点など
- 球後視神経炎：初期は眼底正常，視野は盲中心暗点（ラケット状暗点）

☑ 症状：片眼性の視覚障害（視力低下，色覚異常），眼球運動痛，眼痛

☑ 瞳孔反応：swinging flashlight test により

患眼の直接反応（−），健眼の間接反応（−）

→相対的瞳孔求心路障害（RAPD）

☑ その他検査：CFF，VEP などで異常

● **視神経症** （2版 p302, 3版 p310〜314, 国試 52-1, 52-144, 51-124, 50-34, 50-66, 50-75, 48-78）

☑ Leber 遺伝性視神経症

- 思春期〜青年期の男子に多い．
- 通常，片眼で初発し他眼にも発症
- ミトコンドリア DNA の異常により，母系遺伝となる．
- 乳頭部の毛細血管拡張，神経線維層の浮腫が特徴
- 視野：両眼の中心暗点

☑ 虚血性視神経症

- 短後毛様動脈の閉塞
- 乳頭の境界不鮮明・蒼白腫脹
- 視野：水平半盲

☑ 優性遺伝性視神経萎縮

- 遺伝性視神経症では最多
- 緩徐に進行する両眼性の視力障害
- 青黄色覚異常

☑ その他

- 外傷性視神経症
- 鼻性視神経症
- 中毒性視神経症
- 栄養欠乏性視神経症

うっ血乳頭（乳頭腫脹） （2版 p302, 3版 p313, 国試 52-122, 50-40, 50-82, 50-98, 47-66）

☑ 頭蓋内圧亢進による乳頭腫脹
☑ 高血圧，ぶどう膜炎，視神経乳頭炎では乳頭浮腫ということが多い．
☑ 通常両眼性で乳頭の境界不鮮明・発赤腫脹など
☑ 視野：Mariotte盲点の拡大

視神経萎縮 （参照 疾患まとめ）

☑ 視神経に対する圧迫などにより神経線維欠損と乳頭蒼白をきたす．

関連項目

- 抗アクアポリン抗体：視神経脊髄炎の原因
- 視神経炎で眼痛や眼球運動痛が起こるのは，視神経鞘に分布する知覚神経のため

練習問題

問1： うっ血乳頭で正しいのはどれか．（52-122, 50-40改題）
❶▶片眼性が多い． ❷▶眼球運動時痛をきたす．
❸▶乳頭陥凹が著明となる． ❹▶高度の視力低下をきたす．
❺▶Mariotte盲点が拡大する．

問2： 球後視神経炎について正しいのはどれか．**2つ選べ**．（51-117改題）
❶▶視力低下はない． ❷▶中心暗点がみられる．
❸▶視神経乳頭は発赤する． ❹▶弓状神経線維が障害される．
❺▶限界フリッカ値が低下する．

問3： 眼球運動時痛をきたすのはどれか．（49-115改題）
❶▶特発性視神経炎 ❷▶栄養欠乏性視神経症
❸▶Leber遺伝性視神経症 ❹▶エタンブトール視神経症
❺▶非動脈炎性虚血性視神経症

解答

問1：❺ 乳頭周囲網膜の障害のため．
問2：❷，❺ 黄斑線維が障害される．
問3：❶ 視神経鞘に分布する知覚神経を刺激するため．

① 疾患（症状・所見）まとめ

変視症をきたす疾患

(2版 p277〜278, 3版 p285, 国試 49-40)

- ☑ 黄斑円孔
- ☑ 黄斑前膜
- ☑ 加齢黄斑変性
- ☑ 中心性漿液性脈絡網膜症

紫外線と関係がある疾患

(2版 p269, 272, 3版 p289)

- ☑ 翼状片
- ☑ 電気性眼炎(雪眼炎)：角膜上皮障害
- ☑ 白内障：赤外線とも関係がある.

> よく出る疾患だけ
> まとめたよ！

白色瞳孔を呈する疾患

(2版 p279, 3版 p286〜287, 国試 51-70)

- ☑ 網膜芽細胞腫：乳幼児の悪性腫瘍で黄斑付近の腫瘍では内斜視となる.
- ☑ 未熟児網膜症：未熟性のため高濃度の酸素を持続供給すると生じる.
- ☑ 第1次硝子体過形成遺残：先天異常であり，小眼球を伴うこともある.
- ☑ Coats病：滲出性網膜炎，男子に多い.

飛蚊症をきたす疾患

(2版 p280, 3版 p286〜287,

国試 52-103, 50-122, 49-124)

- ☑ 後部硝子体剥離
- ☑ 硝子体混濁
- ☑ 網膜剥離
- ☑ 硝子体出血

網膜剥離をきたす疾患

(2版 p278, 3版 p286, 国試 52-103, 47-42)

- ☑ 増殖糖尿病網膜症
- ☑ Vogt-小柳-原田病
- ☑ 中心性漿液性脈絡網膜症
- ☑ 後部硝子体剥離
- ☑ アトピー性皮膚炎
- ☑ 強度近視
- ☑ 外傷

鈍的外傷による症状

(国試 52-117, 51-43)

- ☑ 前房出血(隅角解離・虹彩離断)
- ☑ 水晶体脱臼
- ☑ 黄斑円孔
- ☑ 網膜振盪
- ☑ 網膜剥離(裂孔形成・硝子体出血)
- ☑ 眼窩吹き抜け骨折
- ☑ 視神経管骨折

視神経萎縮をきたす疾患

（国試 50-82）

- ☑ 緑内障
- ☑ 網膜中心動脈閉塞症
- ☑ 網膜色素変性
- ☑ Behçet 病
- ☑ うっ血乳頭
- ☑ 下垂体腫瘍
- ☑ 球後視神経炎

眼球突出をきたす疾患

（2版 p280〜281, 3版 p288,

国試 52-66, 51-48, 50-112, 49-42, 47-49）

- ☑ 甲状腺眼症
- ☑ 眼窩蜂窩織炎
- ☑ 眼窩腫瘍
- ☑ 内頸動脈海綿静脈洞瘻

自己免疫疾患

（2版 p501〜503, 3版 p290, 518〜521,

国試 49-121, 48-6, 48-124）

- ☑ Behçet病
- ☑ サルコイドーシス
- ☑ Vogt-小柳-原田病
- ☑ Sjögren症候群
- ☑ 視神経脊髄炎
- ☑ 重症筋無力症
- ☑ 関節リウマチ（ドライアイなど）
- ☑ 全身性エリテマトーデス（ドライアイ, 軟性白斑など）

練習問題

問1：鈍的外傷によって生じるのはどれか. 2つ選べ.（52-117改題）

- ❶ ▶ 網膜剥離　❷ ▶ 交感性眼炎　❸ ▶ 眼窩吹き抜け骨折
- ❹ ▶ 網膜色素変性　❺ ▶ 脈絡膜血管腫

問2：疾患と症状の組合せで誤っているのはどれか.

- ❶ ▶ 白点状眼底 ────────── 夜盲
- ❷ ▶ 白内障 ────────── 羞明
- ❸ ▶ 中心性漿液性脈絡網膜症 ── 小視症
- ❹ ▶ 視神経炎 ────────── 眼球運動痛
- ❺ ▶ 急性緑内障発作 ────── 飛蚊症

解答

問1：❶, ❸　　（❷ 手術を含む穿孔性の外傷による肉芽腫性ぶどう膜炎である

❺ 良性の過誤腫）

問2：❺ p96参照

5 章

視能訓練学

斜視検査

眼位検査の種類

（2版 p319〜327， 3版 p327〜334，
国試 51-22，50-133，49-136，48-140）

	検査名	顕性偏位 or 全偏位	自覚 or 他覚	検査距離
定性検査	遮閉試験（CT）	● 顕性		● 5m，33cm
	遮閉-遮閉除去試験（CUT）	● 顕性，全	● 他覚	● 5m，33cm
	交代遮閉試験（ACT）	● 全		● 5m，33cm
定量検査	Hirschberg試験	● 顕性		● 33cm
	Krimsky試験	● 顕性		● 33cm
	正切尺法	● 顕性		● 1m
	単眼プリズム遮閉試験（SPCT）	● 顕性	● 他覚	● 5m，33cm
	交代プリズム遮閉試験（APCT）	● 全		● 5m，33cm
	プリズム順応検査	● 全		● 5m，33cm
	Maddox杆正切尺法	● 全	● 自覚	● 1m，5m
	Maddox杆プリズム法	● 全		● 5m以内

眼位検査の検査条件と特徴

（2版 p320〜321，327〜328， 3版 p328〜329，
333〜334，国試 51-131，50-30，49-29，49-127）

☑ Hirschberg試験，Krimsky試験，正切尺法
- 固視眼が中心固視であれば検査ができる．
- 光視標による角膜反射を観察するため，γ角の影響を受ける．
- 正切尺法は乳幼児では難しい．

☑ Maddox杆正切尺法，Maddox杆プリズム法
- 両眼とも中心固視で網膜正常対応，抑制がないこと
- 固視眼で光源を固視させ，片眼にMaddox杆を入れる．
  →Maddox杆は，水平偏位測定では水平・上下偏位測定では垂直に装用する．

赤色線条は
水平偏位測定では縦線，
上下偏位測定では
横線にみえるよ！

- 斜視のタイプ別定量方法　（国試 48-48, 47-51, 47-114）

　　☑ 内斜視→single prism cover test
　　☑ 内斜位，外斜位，外斜視→alternate prism cover test
　　間欠性外斜視の手術前など最大斜視角を知りたい場合は，プリズム順応
　　検査(prism adaptation test)や，patch testが有用！

回旋偏位測定法 　2版 p327〜328，3版 p334〜336，国試 50-149, 49-59)

☑ 自覚的検査
　- 大型弱視鏡検査
　- Maddox二重杆試験
　　(Maddox double rod test)
　- ニューサイクロテスト
　- cyclophorometer

☑ 他覚的検査
　- 眼底写真撮影法

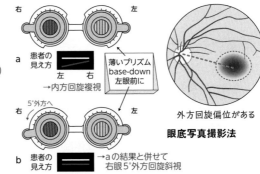

外方回旋偏位がある
眼底写真撮影法

a　患者の見え方　左　右　→内方回旋複視

薄いプリズム base-down 左眼前に

b　5°外方へ　患者の見え方　→aの結果と併せて右眼5°外方回旋斜視

Maddox二重杆試験（右眼麻痺の場合）
（von Noorden GK：Atolas of strabismus. p57 より改変）

練習問題

問1：乳児に斜視角の定量を行う場合，適した検査はどれか．（51-131改題）
　❶▶正切尺法　❷▶Krimsky試験　❸▶大型弱視鏡検査
　❹▶Maddox杆正切尺法　❺▶交代プリズム遮閉試験

問2：間欠性外斜視手術量の定量方法で適切なのはどれか．**2つ選べ**．（47-51改題）
　❶▶Hirschberg試験　❷▶Maddox杆プリズム法
　❸▶patch test　❹▶prism adaptation test
　❺▶single prism cover test

解答

問1：❷ 乳児には角膜反射を利用した他覚的検査が有用である．
問2：❸，❹ prism adaptation testはAPCTで測定したプリズム度数を装用
　　　し，時間をおいて眼位を定量する．patch testは片眼を遮閉し，
　　　融像を完全に除去した後眼位を定量する．

2 大型弱視鏡

特徴 (2版 p328〜329, 3版 p347〜348, 国試 49-36, 47-99)

☑ 鏡筒で両眼分離→日常視とはかけ離れた状態での検査
☑ 両眼の中心窩に視標を投影
☑ 遠見での検査→接眼部に6.5D前後の凸レンズが入っている.
☑ 近接性輻湊の介入

> 正面だけでなく
> むき眼位も
> 測定できるよ!

> 融像幅の
> 正常値は
> 約-4°〜+20°

検査内容 (2版 p329, 3版 p348, 国試 52-111, 50-59, 47-35)

☑ 眼位検査
  ● 他覚的斜視角検査(水平偏位, 上下偏位)
  ● 自覚的斜視角検査(水平偏位, 上下偏位, 回旋偏位)
☑ 両眼視機能検査
  ● 同時視(SP)検査, 融像検査, 立体視検査, 網膜対応検査
☑ その他
  ● γ角の定量:片眼ずつ測定

使用図形 (2版 p329〜334, 3版 p349〜354, 国試 50-126)

異型図形	相似図形
自覚的斜視角検査 回旋偏位の定量検査	融像検査 立体視検査

※他覚的斜視角検査では, 視力に応じて最小かつ中心部のはっきりした図形を用いる.

覚えるコツ!

● 視標が合致した位置(自覚的斜視角)よりも, 視標を内側に置くと交差性, 外側に置くと同側性にみえる!(国試 47-138)

練習問題

問1:大型弱視鏡で正しいのはどれか. (49-36改題)

❶▶ 調節性輻湊が起こりやすい.　❷▶ 両眼同時にγ角を測定する.
❸▶ 近見眼位の測定に適している.
❹▶ 回旋偏位の測定には相似図形を用いる.
❺▶ 接眼部に凸レンズが組み込まれている.

解答
問1:❺ 凸レンズを組み込むことにより, 遠見での検査となる.

特徴 （2版 p346〜348, 3版 p341〜342, 国試 52-139）

☑ 麻痺筋の確認と麻痺の程度を定量的に把握する.

☑ 赤緑眼鏡で両眼分離し, 融像除去眼位を測定する.

☑ 中心窩と, 中心窩の対応をみる.

☑ 網膜正常対応で抑制のないものが対象である.

☑ Heringの法則を応用している.

> 両眼性の障害では
> 診断が難しいよ.
> 回旋偏位は定量できない！

検査方法と結果 （2版 p347〜351, 3版 p341〜344, 国試 52-37, 50-97, 49-58）

☑ 固視眼に赤ガラス, 検査眼に緑ガラスを装用する.

　● 赤ガラス→赤色格子図形（1マス5°）がみえる, 緑ガラス→緑色矢印がみえる.

☑ 右の眼位図は右眼, 左の眼位図は左眼の眼球運動を示す.

☑ 図形の小さい方が麻痺眼で, 麻痺筋の作用方向で眼位図は狭くなる.

適応疾患 （2版 p346, 3版 p341, 国試 51-150, 50-70, 49-110, 49-143）

☑ 単筋麻痺：上斜筋麻痺, 外直筋麻痺など

☑ 機械的運動障害：眼窩吹き抜け骨折など

その他の眼球運動検査

（2版 p342〜343, 351〜353, 3版 p337〜339, 344〜345, 国試 51-99, 47-101）

☑ 視診

☑ 複像検査

　● 固視眼中心窩の真像と非固視眼の道づれ領の仮像をみる.

☑ 注視野検査

ともむき筋の過動　麻痺筋

右眼上斜筋麻痺

【練習問題】

問1：Hess赤緑試験で誤っているのはどれか.

　❶▶網膜正常対応が適応である. 　❷▶斜視と斜位の区別ができる.

　❸▶マス目は1目盛が5°である. 　❹▶小さい方の図は麻痺眼を示す.

　❺▶赤ガラス装用眼が固視眼である.

【解答】

問1：❷ 融像除去眼位を測定しているため, 斜視と斜位の区別はできない.

Ⅰ 斜視
4 網膜対応検査

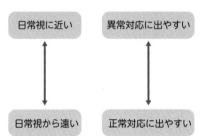

検査条件の違い （2版 p335〜339, 3版 p359〜363, 国試 52-108, 51-132, 50-100, 49-62, 48-27, 48-106）

- ☑ Bagolini 線条ガラス試験
- ☑ 位相差ハプロスコープ
- ☑ ポラテスト（偏光板テスト）
- ☑ 大型弱視鏡検査
- ☑ 赤フィルタ法
- ☑ Worth 4 灯試験
- ☑ 陰性残像試験
- ☑ 陽性残像試験
- ☑ 両眼ビズスコープ試験
- ☑ 残像転送試験

覚えるコツ！（語呂合わせ）

- バゴくんが急いで変な大きな赤ワインを陽気なビズさん宛てに転送した
  （Bago　位相　偏　大　赤W 陰　陽　ビズ　　　転送）

検査部位の違い （2版 p335〜339, 3版 p360〜363, 国試 51-33, 50-29, 48-65, 48-105）

- ☑ 固視眼の中心窩と斜視眼の道づれ領（眼位を矯正しない）
  ：Bagolini 線条ガラス試験，Worth 4 灯試験，赤フィルタ法，ポラテスト
- ☑ 固視眼の中心窩と斜視眼の中心窩
  ：大型弱視鏡検査，位相差ハプロスコープ，残像試験，残像転送試験，両眼ビズスコープ試験

練習問題

問1：Bagolini 線条ガラス試験について正しいのはどれか． (48-27改題)

❶ ▶ 抑制の検査ができる． ❷ ▶ 両眼分離効果が高い．

❸ ▶ 3 歳以下でも検査ができる．

❹ ▶ 正常対応の内斜視では交差性にみえる．

❺ ▶ 固視眼と斜視眼の中心窩の関係が検査できる．

解 答

問1：❶ 線条が 1 本しかみえない場合は抑制である．

5 Ⅰ 斜 視
立体視検査

近見立体視検査 （2版 p339〜341, 3版 p355〜357, 国試 52-89, 52-136, 51-139）

検査名	使用眼鏡	特 徴
①Stereo Fly Test	偏光レンズ	最も普及している 偽陽性が出やすい
②TNO Stereo Test	赤緑レンズ	random dot pattern
③JACO Stereo Test	赤青レンズ	0.5°と1°の抑制を検出できる
④New Stereo Tests	赤緑レンズ	Stereo Fly Testと同じ視差
⑤Lang Stereo Test Ⅰ・Ⅱ	なし	2〜3歳から検査可能 円柱回折格子にて両眼分離
⑥Frisby Stereo Test	なし	検査距離は30〜80cm

※①〜⑤の検査距離は40cm

遠見立体視検査

☑ 大型弱視鏡検査
☑ Distance Randot Stereo Test→両眼分離：偏光レンズ，検査距離：3m
☑ ポラテスト→両眼分離：偏光レンズ

遠近感覚の検査 （2版 p341〜342, 3版 p356, 358〜359）

☑ 三杆法→検査距離：2.5m，正常値：±20mm（並列法にて）
☑ two pencil test
☑ 輪通し法

練習問題

問1：Stereo Fly Testと両眼分離方法が同じ検査はどれか．

❶▶ Distance Randot Stereo Test　❷▶ JACO Stereo Test
❸▶ Lang Stereo Test　❹▶ New Stereo Tests
❺▶ TNO Stereo Test

解答

問1：❶ 偏光レンズで両眼分離をする．

5章

視能訓練学 ── Ⅰ 斜 視

6 Ⅰ 斜視
内斜視

先天内斜視（＝乳児内斜視） （2版 p355， 3版 p368， 国試 52-127， 49-140， 47-140）

- ☑ 生後6ヵ月以内（多くは1ヵ月以降）に発症する内斜視である.
  - ● 斜視角は大きい（30 ⊿以上）.
  - ● 両眼視機能が不良なことが多い.
  - ● 交代性上斜位，潜伏眼振，顕性潜伏眼振，下斜筋過動を伴うことが多い.
  - ● 斜視弱視になることが多い.
  - ● 交差固視をすることがある.
  - ● 見かけ上の外転制限を示すことあり.

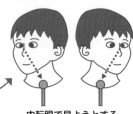

内転眼で見ようとする

調節性内斜視 （2版 p357～359， 3版 p370～371， 国試 52-59， 50-22， 49-137， 49-150， 47-54）

- ☑ 屈折性調節性内斜視
  - ● 原因は遠視. 明視をしようと調節すると，調節性輻湊により眼が寄る.
  - ● 両眼視機能は良好
  - ● 治療は屈折矯正
- ☑ 部分調節性内斜視
  - ● 屈折性調節性内斜視と同様だが，完全矯正しても顕性斜視が残るもの
  - ● 両眼視機能は不良で，斜視弱視の合併も多い.
  - ● 治療は屈折矯正と斜視手術
- ☑ 非屈折性調節性内斜視
  - ● 原因は高AC/A比. 過剰な調節性輻湊により近見時に眼が寄る.
  - ● 完全矯正に＋3.0Dを付加すると近見眼位が改善する.
  - ● 治療は二重焦点眼鏡
- ☑ 非調節性輻湊過多型内斜視
  - ● 原因は過剰な近接性輻湊. 近見時に内斜視が大きくなる.
  - ● 完全矯正に＋3.0Dを付加しても眼位が変わらない.
  - ● 治療は，斜視が軽度なら放置，高度な場合は斜視手術

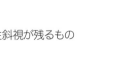

この違いが鑑別のポイント！

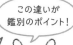

その他の内斜視 （2版 p355～356， 3版 p369， 国試 51-73）

- ☑ 後天内斜視
  - ● はじめは時々内斜視，徐々に恒常性に移行する.

☑ 急性内斜視
- 突然発症する内斜視で眼球運動は<u>正常</u>. 原因は<u>不明</u>

☑ 周期性内斜視
- <u>周期的</u>に内斜視の日と正位の日が現れるもの. 斜視の日が1日おきの場合は<u>隔日</u>性内斜視という.
- 治療は<u>斜視手術</u>

☑ 感覚性内斜視
- 視力や<u>両眼視機能</u>が不良な場合に徐々に斜視になるもの.
  →子どもは<u>内斜視</u>に, 大人は<u>外斜視</u>(p122参照)になりやすい.

5章

視能訓練学 ― Ⅰ 斜視

覚えるコツ!

- 近年の国試の出題は,
  - 先天内斜視の特徴……合併しやすいものなど
  - 調節性内斜視の特徴……各型の原因や治療について
  からが多い! しっかり覚えること!

練習問題

問1:先天内斜視で正しいのはどれか. **2つ選べ.**
- ❶▶ 斜視弱視を合併する.
- ❷▶ 両眼視機能は良好である.
- ❸▶ 斜視角は20△以下である.
- ❹▶ 交代性上斜位の合併が多い.
- ❺▶ 出生直後から内斜視のものをいう.

問2:内斜視とその特徴の組合せで**誤っている**のはどれか.
- ❶▶ 急性内斜視 ――――――――― 共同性斜視である
- ❷▶ 部分調節性内斜視 ――――――― 斜視弱視を伴う
- ❸▶ 屈折性調節性内斜視 ―――――― 両眼視機能は良好である
- ❹▶ 非屈折性調節性内斜視 ――――― 二重焦点眼鏡で治療する
- ❺▶ 非調節性輻湊過多型内斜視 ――― 遠見で斜視角が大きい

解答

問1:❶, ❹ 両眼視機能は一般に不良で, 30△以上と大角度のことが多い. 生後6ヵ月以内に発症する.

問2:❺ 過剰な近接性輻湊により, 近見で斜視角が大きくなる.

7 外斜視

間欠性外斜視 （2版 p359〜361, 3版 p371〜373, 国試 51-145, 47-70, 47-150）

☑ 斜視でないときと，外斜視のときがある斜視！ 斜視で最多！

☑ 間欠性外斜視の分類

	斜視角	AC/A比	網膜対応
輻湊不全型	遠見＜近見	低い	正常対応
基礎型	遠見≒近見	正常	二重対応（外斜視のときは対応欠如，眼位が良好なときは正常対応）
開散過多型	遠見＞近見	高い	

※15⊿以上の差

☑ 臨床所見
- 眼位が良好なときは，両眼視機能は正常なことが多い．
- 幼小児では，片目つぶり・まぶしがりなどがみられる．
- 年長児〜成人では，眼精疲労や複視（斜視のとき）を訴える．
  眼位を良好に保つために輻湊すると，調節が起こりぼやけを自覚することがある
  （斜位近視）．
- 下斜筋過動，交代性上斜位が合併することがある．

☑ 治療
- 治療は基本的に斜視手術(p136参照)
- 手術の適応は，眼精疲労・複視・斜位近視を訴える者や，見た目が気になる症例
- 外斜視が顕性化しないように，抑制除去訓練(p140参照)を行う場合もある．

斜位近視 （2版 p360〜361, 3版 p372〜373, 国試 51-128, 50-145, 49-49, 49-149, 48-51, 47-70, 47-150）

☑ 間欠性外斜視を斜位にしようとするために過度の輻湊をした結果，それに伴う輻湊
性調節により近視化した状態

※調節と輻湊は連動している！

斜位近視の
原因はこっちだよ

- 調節をすると輻湊が起こる　→　調節性輻湊
- 輻湊すると調節が起こる　→　輻湊性調節

☑ 片眼視力に比べ，両眼視力が不良であることが特徴
　　→通常の片眼遮閉下の視力・屈折検査に加えて，両眼開放
　　　下の視力・屈折検査が有用！

普通の人は
片眼視力≦両眼視力！

片眼遮閉下では輻湊しなくてよいので
調節も起こらず問題なし

両眼開放下では輻湊による調節で
近視化して見づらい！

恒常性外斜視 （2版 p361～362，3版 p373～374，国試 49-147）

☑ 間欠性外斜視から移行した恒常性外斜視
- 間欠性外斜視が眼位を良好に保つ努力をしなくなり恒常性に移行する．

☑ 感覚性外斜視
- 視力障害や，両眼視機能不良になると，次第に外斜視になることが多い．

☑ 術後外斜視
- 内斜視の手術後に徐々に外斜視に移行する．

覚えるコツ！
- 近年は斜位近視に関する出題が多い！ 臨床問題などで「間欠性外斜視」の所見と「ぼやけ」の訴えの組み合わせは，斜位近視を疑わせる！

練習問題

問1：間欠性外斜視でみられないのはどれか．
　　❶▶弱視　❷▶下斜筋過動　❸▶羞明
　　❹▶交代性上斜位　❺▶眼精疲労

問2：40歳の男性．数年前からの遠見でのぼやけを主訴に来院した．視力は
　　右1.2（矯正不能），左1.2（矯正不能）．眼位は遠見40⊿，近見40⊿
　　の間欠性外斜視であった．
　　診断に有用な検査はどれか．**2つ選べ**．（49-149改題）
　　❶▶両眼注視野　❷▶両眼開放視力　❸▶両眼性固視検査
　　❹▶両眼開放屈折検査　❺▶両眼ビズスコープ試験

解答
問1：❶ 正位のときがあり両眼視機能も良好なので弱視にはならない
問2：❷，❹ 斜位近視が疑われる

8 交代性上斜位

交代性上斜位 dissociated vertical deviation（DVD）

（2版 p362〜364, 3版 p374〜375, 国試 52-16, 52-64, 50-116, 47-26, 47-73）

☑ 1眼を遮閉すると（時には遮閉しなくても）遮閉眼が上転．他眼を遮閉するとその他眼が上転する．

外方回旋しながらフワフワと上転する

原因含め，色々と謎！

- Heringの法則（p57参照）に従わない，特異な眼球運動！

☑ 臨床的特徴

- 多くは水平斜視も合併し，斜視角は動揺する．
- 上転の程度は左右差があることが多い．
- 斜視弱視を伴うことも多い．
- 両眼視機能は異常なことが多い．
- 潜伏眼振・顕性潜伏眼振を伴うことが多い．
- 下斜筋過動や上斜筋過動がみられる．
- 頭位異常（頭部傾斜が多い）がみられることも多い．

よく問われる覚えよう！

☑ 治療

- 斜視手術（p136参照）

練習問題

問1：交代性上斜位の特徴で正しいのはどれか．**2つ選べ．**

❶▶弱視を合併しやすい．　❷▶Heringの法則に従う．

❸▶両眼視機能は良好である．　❹▶内方回旋しながら上転する．

❺▶先天内斜視に伴うことが多い．

問2：交代性上斜位に合併するのはどれか．**2つ選べ．**

❶▶温度眼振　❷▶潜伏眼振　❸▶輻湊後退眼振

❹▶顕性潜伏眼振　❺▶周期交代性眼振

解答

問1：❶，❺

問2：❷，❹

9 Ⅰ 斜視

A-V型斜視

概要 （2版 p365～366， 3版 p376～377）

☑ 水平斜視角が上方視と下方視で10 △以上異なるもの

☑ 治療は斜視手術(p136参照)

種類と頭位異常

セットで覚えておこう！

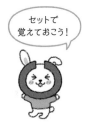

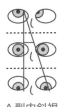 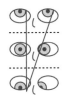 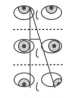 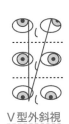

☑ 種類： A型内斜視　　V型内斜視　　A型外斜視　　V型外斜視

☑ 頭位：　chin up　　　chin down　　chin down　　chin up

原因 （国試 48-31）

☑ A-V型斜視の原因は，以下の筋の過動・不全が考えられる．

A-V型斜視		水平筋説		斜筋説		直筋説	
内斜視	A型	外直筋	不全	下斜筋	不全	上直筋	過動
	V型	内直筋	過動	上斜筋	不全	下直筋	過動
外斜視	A型	内直筋	不全	上斜筋	過動	下直筋	不全
	V型	外直筋	過動	下斜筋	過動	上直筋	不全

練習問題

問1：V型斜視を呈するのはどれか．**2つ選べ**．

　❶▶ 開散麻痺　❷▶ 上斜筋過動　❸▶ 下斜筋過動

　❹▶ 上直筋麻痺　❺▶ 下直筋麻痺

解答

問1：❸，❹

10 Ⅰ 斜視
核上性眼球運動障害・偽斜視

核上性眼球運動障害 (2版 p295〜301, 3版 p301〜308, 国試 52-133, 49-28, 48-7, 47-75)

☑ 核間麻痺(＝MLF症候群，内側縦束症候群)
- 内側縦束(MLF)が障害されることにより生じる.
- 病変側眼の内転障害が起こり，眼位は外斜視になることが多い.
- 内転できないにもかかわらず，輻湊は障害されない.

  例：右核間麻痺

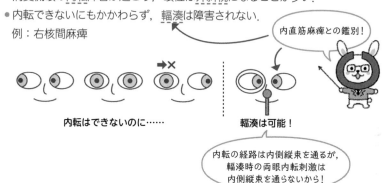

内転はできないのに……

内直筋麻痺との鑑別!

輻湊は可能!

内転の経路は内側縦束を通るが，
輻湊時の両眼内転刺激は
内側縦束を通らないから!

☑ Parinaud症候群

　◎症状
- 垂直注視麻痺(上下両方，もしくは上だけが多い)
  - →Bell現象や人形の目現象などの反射性の動きは保たれる.
- 輻湊後退眼振
  - →上などを向こうとすると眼振と輻湊が起こってしまうもの
- 瞳孔障害(light-near dissociation＝対光近見反応乖離)
  - →光を当てても縮瞳しないが，視標などを近づけると縮瞳する.

    つまり，対光反応は消失・近見反応は残存している状態

☑ 開散麻痺
- 開散ができなくなり，内斜視となる.
- 眼位は　遠見 ＞ 近見　で，眼球運動障害はない.

☑ 輻湊麻痺
- 輻湊ができなくなり，交差性複視を自覚する.
- 複視は近見で著明で，眼球運動障害はない.

☑ double elevator palsy
- 単眼の上転障害を生じるが，Bell現象は陽性

● 核上性の眼球運動障害の場合，上転障害があっても<u>Bell</u>現象が保たれる！
核・核下性の眼球運動障害との鑑別に重要！

偽斜視 （**2版** p357, 362, **3版** p369〜370, 374, **国試** 52-124, 51-71, 48-28）

☑ 実際には斜視がないのに，斜視のように見えるもの！

→内斜視のように見えるのが<u>偽内斜視</u>

外斜視のように見えるのが<u>偽外斜視</u>

☑ 偽斜視の原因

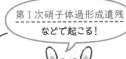

第1次硝子体過形成遺残などで起こる！

	偽内斜視	偽外斜視
γ角異常	陰性γ角	陽性γ角
黄斑偏位	黄斑<u>鼻側</u>偏位	黄斑<u>耳側</u>偏位
瞳孔間距離	狭い	広い
鼻根部	扁平な鼻根部	幅の狭い鼻根部
内眼角の特徴	内眼角贅皮	切れ込んだ内眼角

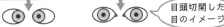

目頭切開した目のイメージ

練習問題

問1：50歳の女性，1週間前からの遠見複視を主訴に来院した．視力は右1.2（矯正不能），左1.2（矯正不能）．眼位は10⊿の外斜視で，右眼の内転障害を認める．輻湊は可能である．

原因病巣はどれか． （47-75改題）

❶▶右内直筋　❷▶右動眼神経　❸▶左外転神経
❹▶右内側縦束　❺▶左傍正中橋網様体

問2：偽外斜視の原因となるのはどれか．2つ選べ．

❶▶陽性γ角　❷▶内眼角贅皮　❸▶内直筋麻痺
❹▶黄斑耳側偏位　❺▶扁平な鼻根部

解答

問1：❹ 右の核間麻痺　　問2：❶，❹

127

11 ～～～

核・核下性眼球運動障害(麻痺性斜視)① 総論

> **総論** （**2版** p367, **3版** p378〜379）

☑ 麻痺性斜視は，眼球運動を支配する動眼神経(第Ⅲ脳神経)・滑車神経(第Ⅳ脳神経)・外転神経(第Ⅵ脳神経)が麻痺することにより生じる斜視！

☑ 原因
- 脳内病変(腫瘍や動脈瘤)，血管病変(糖尿病や高血圧)，外傷など

☑ 治療方針
- 発症後，数ヵ月は自然治癒がみられる場合があるので様子をみる
  → 症状固定まではプリズム眼鏡など
  → 症状が固定したら斜視手術(p136参照)，ボツリヌス毒素治療

> **動眼神経麻痺** （**2版** p367〜369, **3版** p379〜380, **国試** 52-150, 51-138, 50-74, 48-69, 48-73, 48-129, 47-124）

☑ 動眼神経が支配しているのは
- 上眼瞼挙筋
- 上直筋
- 内直筋　　なので，完全に麻痺すると外斜視＋眼瞼下垂になり，
- 下直筋　　外転以外の全方向への眼球運動ができなくなる.
- 下斜筋　　(不全麻痺の場合は症状いろいろ)

☑ 副交感神経が近くを通っているので，同時に麻痺することもある！
  → その場合，散瞳や調節麻痺も見られる.

☑ 麻痺した神経が修復されるとき，異常神経再生が起こることがある.

☑ 関連する症候群
- Benedikt症候群
- Weber症候群

15°を超える
外方回旋を見たら
上斜筋麻痺を疑う！

> **滑車神経麻痺** （**2版** p369〜371, **3版** p380〜381, **国試** 52-69, 51-125, 50-125, 47-144）

☑ 滑車神経麻痺＝上斜筋麻痺.
  └→ 上斜視，外方回旋，軽度内斜視になる

☑ 頭位異常は健側への頭部傾斜がメインで，Bielschowsky頭部傾斜試験が陽性である.

☑ 先天性で頭位異常が長期化すると，顔面非対称や脊柱側弯症が起こることがある.

☑ 両眼性の場合上下偏位は小さく，外方回旋偏位が主体

外転神経麻痺 （2版 p371, 3版 p381〜382, 国試 52-137, 50-96, 49-14, 47-74）

☑ 外転神経麻痺＝外直筋麻痺
└─▶ 外転障害が生じ，眼位は内斜視となる．

☑ 関連する症候群
- Möbius 症候群
- Foville 症候群
- Millard-Gubler 症候群
- Gradenigo 症候群

全眼筋麻痺 （2版 p373, 3版 p382, 国試 51-66, 49-120）

☑ 全眼筋麻痺は，通常海綿静脈洞，上眼窩裂（あるいは眼窩先端部）の病変で起こる．

☑ 発症の部位により，
- 海綿静脈洞症候群
- 上眼窩裂症候群 ⎫ に分かれる．
- 眼窩先端部症候群 ⎭

☑ その他，関連する症候群
- Tolosa-Hunt 症候群
- Fisher 症候群
- Garcin 症候群

麻痺性斜視に関連する
○○症候群についての詳細は，
視能学 2 版 p367〜373，
3 版 p378〜382 を参照！

練習問題

問1：外転神経麻痺に関連するのはどれか．
❶▶ Fisher 症候群　❷▶ Weber 症候群　❸▶ Möbius 症候群
❹▶ Benedikt 症候群　❺▶ Tolosa-Hunt 症候群

問2：動眼神経麻痺でみられないのはどれか．
❶▶ 散瞳　❷▶ 内転制限　❸▶ 眼瞼下垂
❹▶ 調節障害　❺▶ 輻湊後退眼振

解答
問1：❸　　問2：❺ 輻湊後退眼振は，Parinaud症候群などでみられる．

12 核・核下性眼球運動障害（麻痺性斜視）② 麻痺筋の特定と頭位異常

麻痺筋の特定の基本

☑ 外眼筋の作用方向

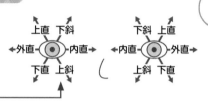

これがないと
はじまらないよ！
ぜったい覚える！！

☑ 眼筋麻痺の眼位ずれ（水平・垂直）は，

→麻痺筋の作用方向を向くと最も大きくなる！

→その対角線方向を向くと最小になる！

例）右上斜筋麻痺では……左下方視したときに（上下）偏位が最大！

右上方視したときに（上下）偏位が最小！

Parks3段階法　（2版 p346，3版 p341，国試 52-28，49-106，47-134，47-144）

☑ 上下偏位を伴う斜視の麻痺筋を特定する方法

step1：正面視で上斜視は右眼か左眼か

step2：側方視（右方視と左方視）のどちらで上下偏位が大きいか

step3：頭部傾斜（右斜頸と左斜頸）のどちらで上下ずれが大きいか

※**step3**のことを，Bielschowsky頭部傾斜試験という！

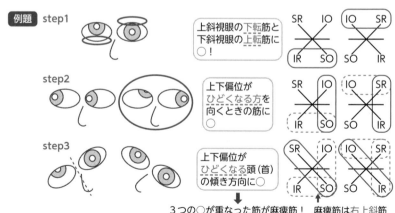

例題 **step1**

上斜視眼の下転筋と
下斜視眼の上転筋に
○！

step2

上下偏位が
ひどくなる方を
向くときの筋に
○

step3

上下偏位が
ひどくなる頭（首）
の傾き方向に○

３つの○が重なった筋が麻痺筋！　麻痺筋は右上斜筋

大型弱視鏡による麻痺筋の特定 国試 51-75

☑ 上下偏位を伴う場合，麻痺筋は上下直筋・斜筋のどれか（片眼の単筋麻痺の場合，候補は8筋！）

step1：右上斜視か左上斜視か？（8筋→4筋）

step2：上下偏位が最大となるむき眼位はどこか？

（4筋→1筋）

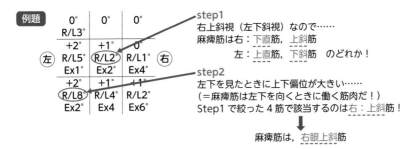

例題

0° R/L3°	0°	0°
左 +2° R/L5° Ex1°	+1° R/L2° Ex2°	0° R/L1° Ex4° 右
左 +2° R/L8° Ex2°	+1° R/L4° Ex4	+1° R/L2° Ex6°

step1
右上斜視（左下斜視）なので……
麻痺筋は右：<u>下直筋</u>，<u>上斜筋</u>
　　　　左：<u>上直筋</u>，<u>下斜筋</u>　のどれか！

step2
左下を見たときに上下偏位が大きい……
（＝麻痺筋は左下を向くときに働く筋肉だ！）
Step1で絞った4筋で該当するのは<u>右：上斜筋</u>！

↓

麻痺筋は，<u>右眼上斜筋</u>

頭位異常 2版 p343～346, 3版 p339～340, 国試 48-108, 48-133, 47-134

☑ 顔回し（face turn）と顎の上げ下げ（chin up, down）の考え方

→最も見やすい（<u>上下偏位が小さい</u>）視方向を見て，
複視を打ち消すような頭位異常

例）右上斜筋麻痺の場合……

（上下）偏位は，<u>右上方視</u>（麻痺筋の作用方向の対角線方向）
で最小！

右上方視するような頭位 face turn to <u>left</u>, chin <u>down</u> ！

> 上下方向は融像域が狭いので、優先して代償したい！

☑ 頭部の傾斜（head tilt）の考え方（覚え方）

→<u>回旋説</u>と<u>上下説</u>があり解釈が分かれるが，国試は回旋説！

- 上がつく筋（上直筋・上斜筋）の麻痺では頭を<u>健側</u>に傾ける.
- 下がつく筋（下直筋・下斜筋）の麻痺では頭を<u>患側</u>に傾ける.

例）右上斜筋麻痺の場合……

上がつく筋肉なので頭を<u>健側（左方）</u>に傾ける！

→head tilt to <u>left</u>

> 上健・下患！
> （ウエケン　シタカン）
> と覚えよう！

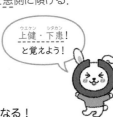

- まとめると，右上斜筋麻痺の頭位異常は
<u>face turn to left，chin down，head tilt to left</u> となる！

13 斜視特殊型①

重症筋無力症 （2版 p373〜375, 3版 p382〜384, 国試 49-46, 49-53, 49-141）

☑ 末梢神経と筋肉の接ぎ目（神経筋接合部）のアセチルコリン受容体に対する自己免疫疾患

☑ 臨床症状
- 眼瞼下垂，全方向への眼球運動障害と複視
- 易疲労性があり，症状に日内変動がみられる（夕方以降に増悪）.
- 牽引試験の結果は陰性
- 胸腺腫を合併することが多い.

☑ 診断
- テンシロンテスト→エドロホニウム塩化物を静注すると眼瞼下垂や眼球運動障害が改善
- 冷却テスト→眼瞼を10分程度冷やすと眼瞼下垂が改善
- 外眼筋筋電図→最初は十分な放電がみられるが，徐々に低下していく（漸減現象，waning現象）.

☑ 治療
- 抗コリンエステラーゼ薬の内服が第一選択
- （胸腺腫を合併している場合）→胸腺摘出術

慢性進行性外眼筋麻痺（外眼筋ミオパチー） （2版 p375〜376, 3版 p384〜386）

☑ ミトコンドリアミオパチーの一種.

☑ 病態は重症筋無力症と類似するため，鑑別が重要（視能学2版p375〜376，3版p385〜386参照）.

☑ 臨床症状
- 眼瞼下垂，全方向への眼球運動障害

甲状腺眼症 （2版 p376〜378, 3版 p386〜388, 国試 52-73, 50-93, 48-18, 48-148, 47-142）

☑ 自己免疫疾患（Basedow病や橋本病）による甲状腺機能異常

☑ 臨床症状
- 眼球突出
  →眼窩脂肪組織と外眼筋が炎症を起こして腫脹し，眼窩容積が増すため

- 眼球運動障害
  - →外眼筋が腫脹し，伸展障害が生じるため
    下直筋，内直筋，上直筋，外直筋の順に障害されやすいので，
    上転障害が最も多く，外転・下転・内転障害と続く．
  - →牽引試験の結果は陽性
- 瞼裂開大（上眼瞼後退）
  - →上眼瞼挙筋の炎症による伸展障害や，Müller 筋の緊張により，
    ①Graefe 徴候　②Dalrymple 徴候　③Stellwag 徴候　④Gifford 徴候
    がみられる！

☑ 治療は，まず甲状腺機能に対する治療

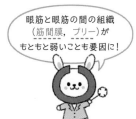
下内上外
ゴロ：家内場外！

固定内斜視（強度近視性内斜視）

(2版 p381〜382, 3版 p390, 国試 50-60, 48-87, 47-111)

☑ 中年以降の女性に多い．
☑ 強度近視で眼軸長が伸びた結果，眼球の後部が上直筋
と外直筋との間から筋円錐の外へ脱出する．
☑ 徐々に内下斜視になり，最終的には眼球が内下方で固
定し動かなくなる．
☑ 検査
- 牽引試験→結果は陽性
- MRI→眼球の後部が筋円錐外へ脱出する所見

☑ 治療は手術→上外直筋結合術(p137参照)

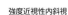
眼筋と眼筋の間の組織
（筋間膜，プリー）が
もともと弱いことも要因に！

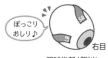
強度近視性内斜視
ぽっこり
おしり♪
右目
眼球後部が脱出

sagging eye syndrome

(3版 p390〜391, 国試 52-58)

☑ 加齢により，上直筋と外直筋の間の結合組織（プリー）が変性し発症する．
☑ 臨床症状
- 遠見＞近見の内斜視（開散麻痺に類似）
- 下斜視（軽度上転障害）
- 外方回旋斜視
- 上眼瞼のくぼみ変形 ⎤
- 腱膜性眼瞼下垂　　⎬ 特徴的な顔貌
- だぼついた下眼瞼　⎦ （sagging like face）

☑ 治療
- プリズム眼鏡，斜視手術

診断には，特徴的な顔貌の確認，
眼窩MRI，外方回旋偏位の有無
の確認（眼底写真など）が有効！

Duane 症候群 （2版 p385, 3版 p394～395, 国試 52-54, 50-49, 50-141, 50-150, 48-30, 48-50, 48-139）

☑ 外直筋の異常神経支配（背理性神経支配）が主体の眼球運動障害

☑ すべての型に共通して，内転時の瞼裂狭小・眼球後退がみられる．

→内転しようとするときに，内直筋と同時に外直筋も収縮してしまい，眼が後ろに引っ張られてしまうため！

これに伴い，内転時に眼が上方か下方に偏位する（up shoot，down shoot）ことがある．

☑ 各型（右眼が患眼の場合）

● Duane Ⅰ型

→外転障害

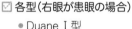

眼位は正位～内斜視

● Duane Ⅱ型（右眼）

→内転障害

眼位は正位～外斜視

● Duane Ⅲ型（右眼）

→外転障害と内転障害

眼位は正位が多い

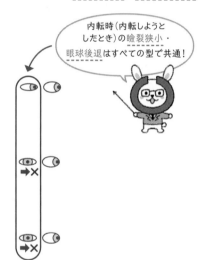

内転時（内転しようとしたとき）の瞼裂狭小・眼球後退はすべての型で共通！

☑ 牽引試験の結果は陽性

☑ 治療は，第1眼位で斜視がなければ経過観察．あれば手術

眼窩吹き抜け骨折（眼窩壁骨折） （2版 p384～385, 3版 p393～394, 国試 52-48, 50-49, 50-148, 48-137, 47-147）

☑ 鈍的外傷（ボールやパンチ，交通事故）で眼窩壁が骨折したもの

☑ 眼窩の下方（眼窩底）と内側（眼窩内壁）が骨折しやすい．

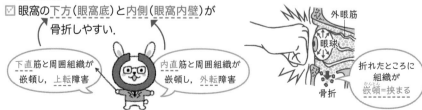

下直筋と周囲組織が嵌頓し，上転障害

内直筋と周囲組織が嵌頓し，外転障害

外眼筋

眼球

骨折

折れたところに組織が嵌頓＝挟まる

☑ 検査
- 牽引試験→結果は<u>陽性</u>
- X線検査・CT検査→<u>眼窩壁の骨折</u>や，<u>嵌頓した組織</u>を観察

☑ 治療は<u>手術</u>．嵌頓した筋や周辺組織を眼窩内に整復する．

Brown症候群（上斜筋腱鞘症候群） （2版 p382〜383, 3版 p391〜392）

☑ 上斜筋が伸びなくなる(<u>伸展</u>障害)ことによる眼球運動障害
- <u>内上転障害</u>．第1眼位では<u>下斜視</u>→臨床所見としては<u>下斜筋麻痺</u>と似ている！
- 上斜筋が伸びないので，（とくに内上転方向で）牽引試験は<u>陽性</u>！

☑ 治療は<u>斜視手術</u>

> 下斜筋麻痺との
> 鑑別！

外眼筋線維症(congenital fibrosis of the extraocular muscles) （2版 p384, 3版 p393）

☑ 片眼・両眼の外眼筋が<u>線維化</u>し，眼位が<u>下方視</u>で固定する．

☑ <u>眼瞼下垂</u>を生じ，<u>chin up</u> の頭位異常がみられる！

☑ 牽引試験の結果は<u>陽性</u>

> この表に載っている
> もの以外は原則陰性.
> 陽性になるものを
> しっかり覚えよう！

関連項目

- 斜視特殊型の分類

			牽引試験
筋原性斜視	● 重症筋無力症　● 外眼筋ミオパチー		陰性
筋原性斜視	● 甲状腺眼症　● 固定内斜視 ● Brown症候群　● 外眼筋線維症		陽性
異常神経支配	● Duane症候群		陽性
機械的斜視	● 眼窩吹き抜け骨折		陽性

練習問題

問1：牽引試験で抵抗がみられないのはどれか． (51-126改題)

❶▶ 眼窩壁骨折　❷▶ 甲状腺眼症　❸▶ 外眼筋線維症

❹▶ Brown症候群　❺▶ 内側縦束症候群

問2：自己免疫疾患はどれか．2つ選べ．

❶▶ 固定内斜視　❷▶ 甲状腺眼症　❸▶ Duane症候群

❹▶ 重症筋無力症　❺▶ 外眼筋線維症

解答

問1：❺　　問2：❷, ❹

15 斜視手術の種類

麻痺性斜視に対する手術　(2版 p389〜391, 3版 p398〜400, 国試 52-56, 51-53, 51-140, 49-125, 47-56)

☑ 不完全麻痺：麻痺筋の強化術（前転・短縮），直接はりあい筋の弱化術（後転）

強化術		弱化術
前 転	短 縮	後 転
切腱　縫着	切除　縫合	切腱　縫着

☑ 完全麻痺：筋移動術

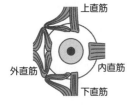
Jensen法
（適応：外転神経麻痺）

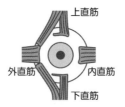
Hummelsheim法
（適応：外転神経麻痺）

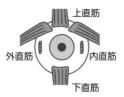
Knapp法
（適応：上直筋麻痺・
double elevator palsy）

回旋斜視に対する手術　(2版 p390〜391, 3版 p399〜401, 国試 51-134, 50-134, 49-125, 48-60, 48-119, 47-136)

☑ 外方回旋斜視（上斜筋麻痺）に対する手術

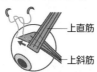
上直筋
上斜筋

上斜筋前部前転術（原田・伊藤法）

☑ 筋移動術として上下直筋水平移動術がある．

	上直筋	下直筋
外方回旋斜視	耳側移動	鼻側移動
内方回旋斜視	鼻側移動	耳側移動

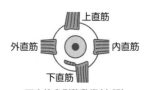
下直筋鼻側移動術（右眼）

A-V型斜視に対する手術 2版 p391, 3版 p401, 国試 48-66, 47-56, 47-148

☑ 斜筋の過動がない場合，筋移動術として水平筋上下移動術（trick手術）がある．

	内直筋	外直筋
A型斜視	上方移動	下方移動
V型斜視	下方移動	上方移動

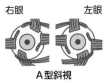

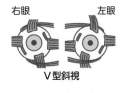

A型斜視　　　　V型斜視

☑ 下斜筋過動を伴うV型外斜視に対する手術
- 外直筋後転＋下斜筋後転

その他斜視手術 2版 p381～382, p389～391, 3版 p390, 398～399, 国試 50-52, 50-54, 49-125, 47-56

☑ 上外直筋結合術
- 固定内斜視に対する手術

☑ Faden手術
- 外眼筋の筋膜を付着部後方の強膜に縫着する（弱化術）．
  →第1眼位は変化せずに，縫着した筋に眼球運動障害を起こさせる．
- 外転神経麻痺，交代性上斜位，眼振阻止症候群などが適応

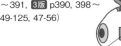

上直筋

外直筋

上外直筋結合術（左眼）

関連項目

☑ A型ボツリヌス毒素治療 2版 p405～406, 3版 p406～408, 国試 51-50, 48-5, 47-37
- 筋肉内注射することにより，注射された筋が弛緩する（弱化術）．
- 適応：後天共同性内斜視（急性内斜視），急性期の麻痺性斜視など
- 方法：後天共同性内斜視→内転眼の内直筋へ投与
  急性期の麻痺性斜視→麻痺筋の拮抗筋へ投与

練習問題

問1：内方回旋斜視に有効なのはどれか．**2つ選べ**．（51-134改題）
❶▶外直筋後転術　❷▶下直筋耳側移動　❸▶上直筋鼻側移動
❹▶上斜筋前部前転術　❺▶内直筋Faden手術

解答

問1：❷，❸ 内方回旋斜視に有効

16 斜視手術の合併症

術中合併症と術後合併症 （2版 p396〜397, 3版 p405〜406, 国試 51-9, 51-86, 48-136）

☑ 斜視手術の合併症には術中合併症と術後合併症がある.

	種 類	その他覚えること
術中合併症	強膜穿孔	縫合糸を強膜へ通糸する際の穿孔
	筋の喪失 (lost muscle)	手術中に放してしまった筋が, 眼窩先端の方へ引き込まれる.
術後合併症	複視	適矯正でない場合に生じる.
	結膜合併症	結膜浮腫, 結膜瘢痕, 結膜囊胞, 結膜肉芽腫などが生じる.
	瞼裂異常	上下直筋の過度な後転では瞼裂の開大が生じる. 短縮では瞼裂の狭小が生じる.
	前眼部虚血	直筋に分布する前毛様動脈の障害 一度に3筋以上の直筋の手術を行うと虹彩炎, 散瞳などが生じる危険がある.

関連項目

眼心臓反射が生じたら手術操作を中断して, アトロピン硫酸塩を投与するよ

◉ 眼心臓反射 （3版 p45, 国試 51-9, 51-86）

☑ 眼球圧迫・外眼筋を機械的に伸展することで, 徐脈・不整脈が生じる.

☑ 三叉神経が刺激され, 副交感神経を含む迷走神経を介して反射が生じる.

練習問題

問1：斜視手術中の合併症はどれか. 2つ選べ. （48-136改題）

❶▶強膜穿孔 ❷▶筋の喪失 ❸▶結膜浮腫

❹▶虹彩炎 ❺▶散瞳

解答

問1：❶, ❷ 斜視手術中の合併症

17 斜視の光学的矯正

屈折矯正 （2版 p398〜403, 3版 p409〜411, 国試 51-59, 47-59, 47-132）

☑ **内斜視に対する屈折矯正**
- 遠視の場合，明視しようとして調節性輻湊が起こり斜視角が増加するので，原則として完全矯正！
- 非屈折性調節性内斜視の場合は，二重焦点眼鏡を使用する．

☑ **外斜視に対する屈折矯正**
- 間欠性外斜視に対して，近視を過矯正，遠視を低矯正にすることがある．
  →調節性輻湊を起こし，外斜視を矯正しようという考え方．害も多いので実際にはあまり行わない．

プリズム矯正 （2版 p403〜404, 3版 p414〜415, 国試 51-56, 51-87, 50-63, 49-93, 48-62, 47-59）

☑ **プリズム矯正の適応となる斜視**
- 複視を自覚する水平・上下斜視（回旋斜視はプリズムで矯正できない）
  →複視を打ち消し，快適な両眼視をさせる目的で行う．

☑ **プリズム矯正の適応とならない斜視**
- 複視を自覚しない斜視
- 間欠性の斜視

☑ **斜視の種類とプリズムの基底方向**
- 内斜視 → 基底外方
- 外斜視 → 基底内方
- 上斜視 → 基底下方
- 下斜視 → 基底上方

☑ **プリズム度の合成と基底方向**
- 水平方向（a⊿）と垂直方向（b⊿）にプリズムを入れるとき，合計プリズム量（c⊿）は三平方の定理（$a^2 + b^2 = c^2$）で求める！
  例）左眼に基底外方4⊿と基底上方3⊿をあてるとき…

乳児内斜視などの症例に対し，両眼視機能を獲得させるために早期に装用させる場合もあり！

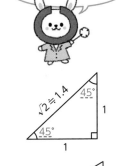

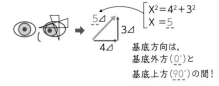

$$\begin{cases} X^2 = 4^2 + 3^2 \\ X = 5 \end{cases}$$

基底方向は，
基底外方（0°）と
基底上方（90°）の間！

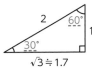

この2つの三角形の「角度」と「辺の比」は知っておこう

18 I 斜視
斜視訓練の分類と名称

遮閉法 (3版 p420, 422, 国試 48-56, 48-131)

☑ 網膜対応異常矯正訓練
- 交代遮閉法…両眼の異常な関係を断つ.

☑ 抑制除去訓練
- 健眼遮閉法…弱視のある場合に行う.
- 交代遮閉法…主に間欠性外斜視に対して行う.

大型弱視鏡による訓練法 (2版 p407〜408, 3版 p419〜424)

☑ 網膜対応異常矯正訓練, 抑制除去訓練, 融像訓練がある.

	名 称	ポイント
網膜対応異常矯正訓練	残像認知訓練法	● 異質図形を用いる. ● 他覚的斜視角に視標を呈示する.
	動的両眼網膜刺激法	● 同質図形→異質図形に変化させる. ● 他覚的斜視角に視標を呈示する.
	Pemberton法 (再定位法)	● 異質図形を用いる. ● 他覚的斜視角と自覚的斜視角の中間に視標を呈示する.
抑制除去訓練	抑制野が大きい（周辺部同時視がない） 交差法 動的両眼網膜刺激法	● 異質図形を用いる. ● 両眼の網膜対応点を刺激する. ● 周辺部の抑制を除去する.
	抑制野が小さい（中心窩同時視がない） 出し入れ訓練 追跡訓練	● 異質図形を用いる. ● 両眼の網膜対応点を刺激する. ● 中心窩の抑制を除去する.
融像訓練	動的両眼網膜刺激法	● 同質図形を用いる. ● 他覚的斜視角に視標を呈示する. ● 融像が欠如している場合に行う.
	融像分離結合訓練 融像幅増強訓練 融像側方移動訓練	● 同質図形を用いる. 　（詳細はp141参照）

大型弱視鏡以外の訓練法 （2版 p408〜409, 3版 p 421, 国試 52-129, 50-56, 49-145, 48-55, 48-132, 47-63, 47-65, 47-133）

☑ 抑制除去訓練

- flashing method

  目的：間欠性外斜視の斜視時の病的複視の抑制を除去

  　　　→交差性複視を自覚させる.

  方法：①固視眼に赤フィルタを装用し光視標を固視させる.

  　　　②斜視眼の cover-uncover を繰り返す.

  　　　→深い抑制には暗室で cover の時間を長くする.

- 生理的複視訓練

  目的：間欠性外斜視の斜位時や斜視手術などで斜位が保持できる症例の生理的複視の抑制を除去し, 斜位を維持し安定させる.

  方法：two pencil・framing card などにて Panum の融像感覚圏外に視標を提示

  　　　→両耳側または両鼻側網膜を刺激し, 生理的複視を自覚させる.

後天眼球運動障害の訓練法 （3版 p425〜426, 国試 51-129, 49-75）

☑ 融像訓練

- fusion lock training

  目的：感覚性融像の安定化と運動性融像の増強拡大

  　　　→幅と広がりのある融像を獲得する.

訓練の流れ（3段階）

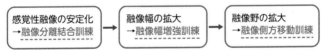

感覚性融像の安定化 →融像分離結合訓練	→	融像幅の拡大 →融像幅増強訓練	→	融像野の拡大 →融像側方移動訓練

＊大型弱視鏡または Bagolini 線条レンズを使用する.

練習問題

問1：斜視の視能訓練のうち抑制除去訓練はどれか. **2つ選べ.** （48-56改題）

❶ ▶ 遮閉法　**❷** ▶ 再定位法　**❸** ▶ 残像認知訓練法

❹ ▶ flashing method　**❺** ▶ fusion lock training

解答

問1：**❶**, **❹** 抑制除去訓練

1 弱視の基本知識・弱視の各型

弱視の定義 （2版 p410, 3版 p427〜428, 国試 50-135, 49-64）

☑ 弱視（医学的弱視 amblyopia）は，以下の特徴をもつ.

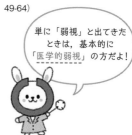

単に「弱視」と出てきたときは，基本的に「医学的弱視」の方だよ!

- 眼そのものには異常がない.
- 強度の屈折異常・斜視・形覚の遮断が原因で起こる.
- 治療や訓練で回復する（可能性がある）.

☑ 医学的弱視と社会的弱視

- 眼そのものに異常（黄斑変性や緑内障など）がある視力障害は，ロービジョン（社会的弱視）といい，医学的弱視とは区別する（p152参照）.

弱視の各型 （2版 p416〜419, 3版 p433〜436, 国試 52-53, 51-54, 51-57, 50-55, 49-139, 49-146, 48-64, 48-130）

☑ 屈折異常弱視（経線弱視）

- 両眼の遠視（おおむね＋4.0D以上）や強度乱視が原因で起こる両眼弱視
  屈折異常弱視のうち，乱視が原因のものを経線弱視ということもある.

☑ 不同視弱視

- 遠視性の不同視が原因で起こる片眼弱視
  ┗→ 左右差2D以上!

☑ 微小斜視弱視

- 微小斜視が原因で起こる片眼弱視. ほとんどの症例で不同視も伴う.
  →不同視弱視との鑑別がむずかしい! 固視検査や4⊿基底外方試験で鑑別!
  （p145参照）

☑ 斜視弱視

- 顕性斜視（基本的に内斜視）が原因で起こる片眼弱視
  ┗→ 弱視を生じる代表的な斜視は，
  - 先天内斜視（乳児内斜視）
  - 部分調節性内斜視
  - 交代性上斜位
  - （微小斜視→微小斜視弱視） など

point は恒常性斜視かどうか! 間欠性の斜視では弱視は生じないよ!

☑ 形態覚遮断弱視

- 乳幼児期の視性刺激の遮断（<u>白内障</u>・<u>眼瞼</u><u>下垂</u>・<u>眼帯</u>など）が原因．基本的に片眼性（まれに両眼性）

白内障　　眼瞼下垂　　眼帯
乳幼児期の視性刺激遮断

弱視の分類 （2版 p415, 3版 p432, 国試 51-46, 51-133, 47-55）

	片眼性か両眼性か	眼位異常固視異常	機能弱視か器質弱視か	予後
屈折異常弱視（経線弱視）	基本的に<u>両眼</u>	<u>なし</u>	<u>機能弱視</u>	<u>良好</u>
不同視弱視	<u>片眼性</u>	<u>なし</u>	<u>機能弱視</u>	
微小斜視弱視	<u>片眼性</u>	<u>あり</u>	<u>機能弱視</u>	<u>やや不良</u>
斜視弱視	<u>片眼性</u>	<u>あり</u>	<u>機能弱視</u>	
形態覚遮断弱視	片眼性（両眼性）	<u>あり</u>or<u>なし</u>	<u>機能弱視</u>（一部は<u>器質弱視</u>の要素ももつ）	<u>不良</u>

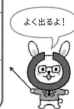
よく出るよ！

〔練習問題〕

問1：両眼弱視はどれか．**2つ選べ．**

❶▶経線弱視　❷▶斜視弱視　❸▶不同視弱視

❹▶屈折異常弱視　❺▶微小斜視弱視

問2：偏心固視がみられるのはどれか．**2つ選べ．**（47-55改題）

❶▶経線弱視　❷▶斜視弱視　❸▶不同視弱視

❹▶屈折異常弱視　❺▶微小斜視弱視

問3：斜視弱視の原因となるのはどれか．**2つ選べ．**

❶▶偽斜視

❷▶乳児内斜視

❸▶間欠性外斜視

❹▶部分調節性内斜視

❺▶屈折性調節性内斜視

〔解答〕

問1：❶, ❹　　問2：❷, ❺

問3：❷, ❹ このほかに，交代性上斜位なども斜視弱視の原因となる．

② Ⅱ 弱視
弱視の検査

弱視の診断に必要な検査

2版 p420〜426, 3版 p437〜442, 国試 52-34, 50-28, 50-61, 49-98, 48-29, 48-102, 47-53)

- ☑ **固視検査**
  - ● 角膜反射による方法（間接観察法）
    - →片眼を遮閉し，ペンライトなどを当て角膜反射の位置から固視状態を判定

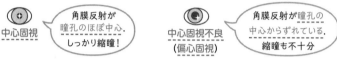

中心固視 — 角膜反射が瞳孔のほぼ中心. しっかり縮瞳！

中心固視不良（偏心固視） — 角膜反射が瞳孔の中心からずれている. 縮瞳も不十分

  - ● 眼底を観察する方法（直接観察法）
    - →ビススコープ visuscope，オイチスコープ euthyscope などの直像鏡や，眼底カメラ，光干渉断層計，細隙灯顕微鏡などで眼底を観察し，固視点を調べる.

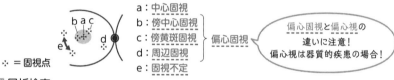

a：中心固視
b：傍中心固視
c：傍黄斑固視 ⎫ 偏心固視
d：周辺固視 ⎭
e：固視不定

∴ = 固視点

偏心固視と偏心視の違いに注意！偏心視は器質的疾患の場合！

- ☑ **屈折検査**
  - ● アトロピン硫酸塩・シクロペントラート塩酸塩などの調節麻痺薬を使用し，精密屈折検査を行う.

- ☑ **眼位検査**
  - ● 各種眼位検査（p114参照）を行い，顕性斜視の有無を判定する.
  - ● 微小斜視（弱視）が疑われる場合は4⊿基底外方試験を行う.

- ☑ **4⊿基底外方試験**
  - ● 中心窩抑制（抑制暗点）を検出する. 微小斜視（弱視）の診断に有用.
  - ● 固視眼に4⊿を入れ，反応をみる.

正常反応

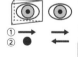

①
②

①両眼がプリズムの基底と反対の方向に動く（共同運動）.
　※この時，一瞬複視を自覚する.
②プリズム非装用眼のみ内方に動く（融像運動）.

国家試験的には，この正常反応パターンを覚えればよい！しかし，実際には正常な者でも非定形な動き（視能学2版 p424，3版 p363〜364 参照）を示すことも多いよ.

- ☑ **前眼部・中間透光体・眼底検査**
  - ● 器質的疾患の除外のために必須！

経過観察や，治療効果の判定に必要な検査 （国試 47-57）

☑ 視力検査
- 視力の向上は近見からみられるので，近見視力も重要．
- 斜視を伴う弱視では 字ひとつ視標の視力＞字づまり視力 となる
  読み分け困難（crowding現象）が強くみられる．治療効果の判定にもなる．

☑ 立体視検査
- 治療効果の判定や，訓練の副作用（遮閉斜視，遮閉弱視）の検査として．

覚えるコツ！

- 不同視弱視と微小斜視弱視の鑑別！ （国試 48-52，48-149）
  →両者は，ぱっと見正位で不同視があるので鑑別がむずかしい！
  ポイントは固視検査と4⊿基底外方試験！

	固視検査	4⊿基底外方試験
不同視弱視	中心固視	正常
微小斜視弱視	偏心固視	異常

練習問題

問1： 4⊿基底外方試験で左眼にプリズムを挿入したときの正常な反応はどれか．（48-29改題）

❶▶ 右眼が内転する． ❷▶ 左眼が外転する． ❸▶ 複視を自覚しない．
❹▶ 眼振様の動きがみられる． ❺▶ 両眼ともプリズムの基底方向に動く．

問2： 弱視治療の効果判定基準と**ならない**のはどれか．（47-57改題）

❶▶ 固視の安定性 ❷▶ 遠視度数の減少 ❸▶ 近見視力の向上
❹▶ 立体視機能の向上 ❺▶ 読み分け困難の改善

解答

問1：❶ 典型的とされる正常反応では，両眼がプリズムの基底と反対方向（右眼外転，左眼内転）がみられ，この時一瞬複視を自覚する．その後融像運動（右眼内転）が起こり，複視は消失する．

問2：❷ 屈折度は無関係

3 弱視の治療

弱視の治療方針 （2版 p410, 3版 p443, 国試 52-52, 51-61, 51-136, 50-81, 47-62, 47-127）

☑ 屈折異常のみが原因の弱視…屈折異常弱視（経線弱視），不同視弱視
- 基本的に<u>眼鏡装用</u>のみで治療．
- 視力の伸びが悪い場合，左右差がある場合は，<u>健眼遮閉</u>を補助的に行う．

☑ 斜視が原因の弱視…斜視弱視，微小斜視弱視
- （屈折異常があれば）眼鏡を装用後，<u>健眼遮閉</u>を行う．

☑ 形態覚遮断弱視
- まず，<u>原因の除去（白内障手術や，眼瞼下垂手術）</u>．その後必要に応じて健眼遮閉を行うが，効果は薄い．

屈折矯正 （2版 p427, 3版 p443〜444, 国試 48-74）

☑ 基本的にどの種類の弱視も，屈折異常があれば最優先で<u>屈折矯正（眼鏡）</u> ←
- <u>アトロピン硫酸塩</u>点眼後の屈折値から，生理的トーヌス分の0.5〜1.0Dを引いた眼鏡を処方．

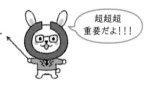

超超超
重要だよ！！！

遮閉法（完全遮閉） （2版 p428〜429, 3版 p445〜447, 国試 50-57, 48-53）

☑ アイパッチ®などの顔に貼る遮閉具を用いて視性刺激を遮断する．

☑ 完全遮閉法の副作用
- <u>遮閉具による皮膚のかぶれ</u>
- <u>心理的ストレス</u>…見づらい．整容面でからかわれる．など．
- <u>遮閉斜視</u>…遮閉により両眼視が崩れ，眼位が悪化．
- <u>遮閉弱視</u>…遮閉による形態覚遮断が原因で，健眼が弱視になる．

遮閉法（不完全遮閉） （2版 p431, 435〜436, 3版 p446〜450, 国試 52-57, 51-58）

☑ アトロピン硫酸塩や遮閉膜などを用いて視性刺激を低下させる．
- 完全遮閉よりも効果が弱いので<u>軽度の弱視</u>を対象に行う．
- <u>潜伏眼振</u>があってもできる．<u>整容面</u>で有利，<u>両眼視</u>が保たれるなどのメリットがある．

☑ 不完全遮閉法いろいろ

● ペナリゼーション（詳細は視能学2版p435〜436，3版p447〜p449参照）
→健眼にアトロピン硫酸塩を点眼し，弱視の程度に応じて健眼低矯正や健眼過
矯正などのさまざまな眼鏡を使い分ける．

最大5本！
お金がかかる！

● 健眼アトロピン点眼療法
→ペナリゼーションの一種．健眼にアトロピン硫酸塩を点眼して近方を見えづら
くし，患眼を（特に近見で）使わせる方法．

● Moore-Johnson法（詳細は視能学2版p435，3版p448〜449参照）
→健眼に散瞳剤，患眼に縮瞳剤を用いる方法．縮瞳薬の副作用が強いので最近
はあまり行わない．

㊝㊬㊠㊚

● 遮閉法を行う際は，積極的に近業をさせると効果的！小児の視力は近見か
ら発達するため，塗り絵やタブレット端末でのゲームなど！

練習問題

問1：3歳の女児．視力不良を指摘されて来院した．アトロピン硫酸塩点眼後
の視力および屈折は，右（1.0×＋4.00D），左（0.06×＋4.00D）であった．
眼位はHirschberg試験で＋30°．固視は右中心固視，左中心固視不良．
眼球運動，眼底に異常はない．
まず行う視能矯正はどれか．
❶▶眼鏡装用　❷▶斜視手術　❸▶健眼間欠遮閉
❹▶健眼終日遮閉　❺▶ペナリゼーション

解答

問1：❶ 斜視弱視が疑われる．屈折異常があるので最優先で屈折を矯正する．そ
の後，固視増強訓練として健眼遮閉を行う．眼位の治療は基本的に弱
視治療後に行う．

1 心因性視能障害

心因性視能障害とは （2版 p437, 3版 p453, 国試 48-123）

☑ 身体表現性障害の一種！

→目に器質的疾患がないにもかかわらず，視力や視野などが障害された状態

● 性差と年齢：女児が多く，男児の約2倍．9歳頃が発症のピーク

● 症状：視力障害，視野障害，近見障害，色覚異常，小視症など
　　　　ただし，自覚はないことが多い．

● 原因：学校・友人関係，家庭関係，眼鏡へのあこがれ，
　　　　（視力に影響しない程度の）外傷，原因不明

> 約半数が
> 原因不明だよ

心因性視能障害の検査 （2版 p437〜439, 3版 p453〜454, 国試 52-45, 47-83）

> 重要！
> 器質的疾患と，
> 弱視を除外
> すること！

☑ まずは通常の眼科一般検査＋弱視検査
　その後，心因性視能障害を疑い検査を進める．

☑ 視力検査（トリック法）

→距離を変えて視力を測定：換算した視力値に矛盾が
　ないか

→レンズ打消し法・中和法：合計度数が0Dになるよ
　うに凸レンズと凹レンズを組み合わせて視力測定

☑ 視野検査……心因性視能障害に特徴的にみられる視野を検出

● 動的視野計（Goldmann 視野計など）

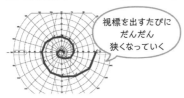

> 視標を出すたびに
> だんだん
> 狭くなっていく

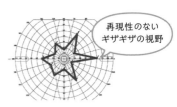

> 再現性のない
> ギザギザの視野

・らせん状視野　　　　　　　　　　　・星型視野

● 静的視野計（ハンフリー視野計など）

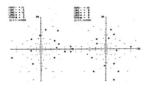

> 再現性のない，
> 不規則な暗点や
> 感度分布

・水玉様視野欠損　　　　　　　　　　・花環状視野

● 平面（黒板）視野計

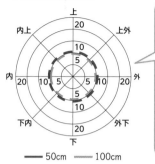

——— 50cm ——— 100cm

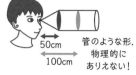
検査距離を変えても視野の大きさがほとんど同じ ＝

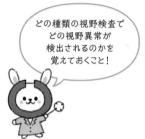
50cm
100cm
管のような形. 物理的にありえない！

通常，検査距離が近ければ視野は狭く，遠ければ広くとれるはず！

正常
50cm
100cm

・管状視野

※各視野検査で，<u>求心性視野狭窄</u>もみられる！
　ただし，ほかの器質的疾患でもみられるので注意！

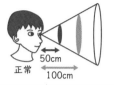
どの種類の視野検査でどの視野異常が検出されるのかを覚えておくこと！

☑ その他の検査
- <u>色覚検査</u>……約半数で<u>どの型にも当てはまらない異常な結果</u>が出るといわれている.
- <u>立体視検査</u>など……<u>視力値などとの整合性がある結果か？</u>

心因性視能障害の治療　（2版 p439，3版 p454〜455）

☑ 原因の除去……<u>環境の改善</u>，（眼鏡願望がある場合）<u>眼鏡装用</u>
☑ 暗示療法……<u>偽薬（人工涙液など）を母親などが点眼</u>する（<u>抱っこ点眼</u>）.
☑ 他科との連携治療……眼科で対処困難な場合，<u>心療内科</u>などと連携

【練習問題】

問1：静的視野計で検出される視野異常はどれか．**2つ選べ**.
　❶▶星型視野　❷▶管状視野　❸▶らせん状視野
　❹▶花環状視野　❺▶水玉状視野欠損

問2：心因性視能障害で異常が認められるのはどれか．**2つ選べ**.
　❶▶色覚検査　❷▶視力検査　❸▶眼底検査
　❹▶網膜電図　❺▶視覚誘発電位

【解答】
問1：❹，❺　　問2：❶，❷ 他覚的所見に異常はみられない.

1 IV 眼振
眼 振

眼振の分類 （2版 p440, 3版 p456～457, 国試 48-63）

☑ 眼振は揺れの形状から律動眼振と振子眼振に分類される
- 律動眼振：行きと戻りの揺れの速度が異なり，急速相と緩徐相がある．
- 振子眼振：行きと戻りの揺れの速度が同じ．

眼振の種類 （2級 p441～444, 3版 p457～460, 国試 50-139, 49-54, 47-120）

☑ 眼振には生理的眼振と病的眼振がある．

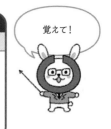

覚えて！

生理的眼振	病的眼振	
	先天眼振	後天眼振
・終末位眼振 ・視運動性眼振 ・前庭眼振 　①温度眼振 　②頭位変換眼振	・乳児眼振症候群 　①乳児眼振(狭義の先天眼振) 　②周期交代性眼振 ・潜伏眼振・顕性潜伏眼振 ・眼振阻止症候群 ・点頭けいれん(点頭発作)	・前庭眼振 ・解離性眼振 ・輻湊後退眼振 ・シーソー眼振

乳児眼振（狭義の先天眼振）の特徴 （2版 p441～442, 3版 p457～458, 国試 51-143, 50-58, 48-138, 47-64）

☑ 輻湊・暗所・閉瞼により減弱，固視により増強する．

☑ 動揺視は伴わない．

☑ 律動眼振では揺れが最も弱くなる位置の静止位があるが，振子眼振ではない．

☑ 静止位をはさんで眼振の向きが変化する．
- 右方視→右向きの眼振，左方視→左向きの眼振

☑ 静止位を正面に向けて物を見ようとするため頭位異常がみられる．

☑ 律動眼振ではAlexanderの法則がみられる．
- Alexanderの法則：急速相の方を向くほど振幅が大きくなること

☑ 静止位があるものを眼位性眼振という．

周期交代性眼振の特徴 （2版 p443, 3版 p458, 国試 52-142）

☑ 周期的に律動眼振の急速相の方向が変わる．

☑ 静止位が移動する→見やすい位置で見ようとして頭位異常も変化する．

潜伏眼振・顕性潜伏眼振の特徴　2版 p442，3版 p458〜459，国試 49-144

- ☑ 潜伏眼振…片眼遮閉にて開放眼方向に急速相をもつ律動眼振が出現
- ☑ 顕性潜伏眼振…片眼抑制(斜視や弱視)により両眼開放でもみられる潜伏眼振
- ☑ 潜伏眼振・顕性潜伏眼振ともにAlexanderの法則がみられる.

眼振阻止症候群の特徴　2版 p443，3版 p459

- ☑ 片眼または両眼を内転させ内斜視にすることにより減弱する.
- ☑ 律動眼振がみられる…振幅は外転位で最大となる.
- ☑ 固視眼が内転位になるように顔を回してみる…交差固視をする.

治療　2版 p396，445〜446，3版 p404〜405，461〜462，国試 52-55，52-75，49-55，49-125，48-150，47-56，47-61，47-139

> ハードコンタクトレンズ装用は三叉神経刺激の入力刺激により眼振の抑制効果があるよ

- ☑ 屈折矯正…視覚入力を確実にして眼振抑制を図る.
  - 眼鏡矯正は必ず行う.
  - 眼振の眼の動きに伴って動くコンタクトレンズはさらに適切な方法
- ☑ プリズム療法
  - version prism…静止位を正面に移動させ，頭位異常を改善する.
    →両眼にプリズムの基底を静止位と逆方向に挿入する.
  - vergence prism…光学的に輻湊を起こさせ眼振を抑制させる.
    →両眼にプリズムの基底を外方に挿入する.
- ☑ 手術
  - 静止位を正面に移動させる方法→Anderson法，後藤法，Kestenbaum法

Anderson法
静止位方向にある筋の後転

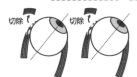

後藤法
静止位と反対にある筋の短縮

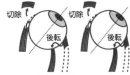

Kestenbaum法
Anderson法＋後藤法

  - 静止位がない眼振に対し眼振そのものを減弱する方法→水平4直筋大量後転術

練習問題

問1：生理的眼振はどれか. **2つ選べ.** (49-54改題)

❶▶潜伏眼振　❷▶乳児眼振　❸▶終末位眼振

❹▶視運動性眼振　❺▶輻湊後退眼振

解答

問1：❸，❹

① ロービジョン①（定義と範囲）

ロービジョンの定義と範囲
2版 p472〜473，3版 p486〜488，国試 51-23，50-8，48-46，47-130）

☑ 視力障害の等級判定（平成30年より改定）

等級	視力障害の程度
1級	良い方の眼の視力（矯正視力）が0.01以下のもの
2級	1. 良い方の眼の視力が0.02以上0.03以下のもの 2. 良い方の眼の視力が0.04かつ他方の眼の視力が手動弁以下のもの
3級	1. 良い方の眼の視力が0.04以上0.07以下のもの（2級の2を除く） 2. 良い方の眼の視力が0.08かつ他方の眼の視力が手動弁以下のもの
4級	良い方の眼の視力が0.08以上0.1以下のもの（3級の2を除く）
5級	良い方の眼の視力が0.2かつ他方の眼の視力が0.02以下のもの
6級	良い方の眼の視力が0.3以上0.6以下かつ他方の眼の視力が0.02以下のもの

- 両眼を同時に使用できない複視の場合は，非優位眼の視力を0として取り扱う．
- 指数弁の視力は0.01とする．

☑ 視野障害の等級判定（平成30年より改定）

等級	ゴールドマン視野計		自動視野計	
	I/4視標	I/2視標	両眼開放エスターマンテスト視認点数	10-2プログラム両眼中心視野視認点数
2級	周辺視野角度の総和が左右眼それぞれ80度以下	両眼中心視野角度28度以下	70点以下	20点以下
3級		両眼中心視野角度56度以下		21〜40点
4級				41点以上
5級	両眼による視野が2分の1以上欠損		71〜100点	
		両眼中心視野角度56度以下	101点以上	40点以下

☑ ゴールドマン視野計を用いた場合

● 周辺視野角度→I/4視標による8方向の視野角度（上・内上・内・内下・下・外下・外・外上）の総和（視野の広さの合計）が左右眼それぞれ80度以下であるか判定する．80度以下であれば両眼中心視野角度を求める．

● 両眼による視野が2分の1以上欠損→I/4視標による視野を左右眼それぞれ重ね合わせて，両眼による視野の面積を求める．

● 両眼中心視野角度→I/2視標による8方向の視野角度の総和（視野の広さの合計）を左右眼それぞれ求め（下図），下の式より算出する（小数点以下は四捨五入し，整数で表す）．

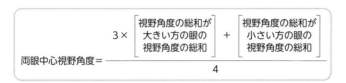

$$両眼中心視野角度 = \frac{3 \times \left[\begin{array}{c}視野角度の総和が\\大きい方の眼の\\視野角度の総和\end{array}\right] + \left[\begin{array}{c}視野角度の総和が\\小さい方の眼の\\視野角度の総和\end{array}\right]}{4}$$

☑ 視野角度の総和の算出方法

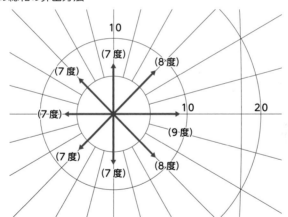

8 方向の経線とイソプタとの交点の角度を視野角度とし，その合計を視野角度の総和とする．
上→7 度・内上→7 度・内→7 度・内下→7 度・下→7 度・外下→8 度・外→9 度・外上→8 度
より上図の視野角度の総和は 60 度となる．

（厚生労働省ホームページ「身体障害認定基準等の取扱いに関する疑義について」より改変）

☑ 自動視野計を用いた場合

①両眼開放エスターマンテスト視認点数→検査点120点のうち，見えた検査点の数を視認点数とする．＊両眼開放エスターマンテストの測定結果は見えた検査点の数，見えなかった検査点の数が表示される．

両眼開放エスターマンテスト（120点）

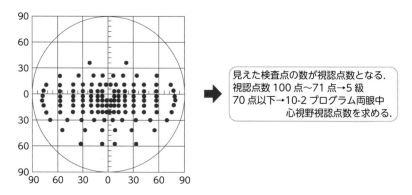

見えた検査点の数が視認点数となる．
視認点数 100点〜71点→5級
70点以下→10-2プログラム両眼中
　　心視野視認点数を求める．

②10-2プログラム両眼中心視野視認点数→検査点68点のうち，左右眼それぞれの感度が26dB以上の検査点を数え中心視野視認点数を求め（下図），下の式より算出する（小数点以下は四捨五入し，整数で表す）．

10-2プログラム（68点）

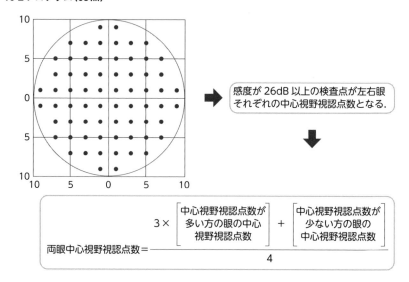

感度が26dB以上の検査点が左右眼
それぞれの中心視野視認点数となる．

$$両眼中心視野視認点数 = \frac{3 \times \left[\begin{array}{c}中心視野視認点数が\\多い方の眼の中心\\視野視認点数\end{array}\right] + \left[\begin{array}{c}中心視野視認点数が\\少ない方の眼の\\中心視野視認点数\end{array}\right]}{4}$$

ロービジョンケア

2版 p474〜477, 3版 p488, 491,
国試 50-73, 48-125, 48-134, 47-84)

☑ ロービジョンケアとは→日常生活で不自由さを感じている者に対し, 残存視機能を最大限に活用し生活の質の向上を目指すことで①読み書き②歩行行動③日常生活行動④就労・就学⑤家庭生活などの支援を行う.

● 眼科におけるロービジョンケア

①医学的管理 ②視機能評価 ③視覚補助具の選定と指導 ④情報提供などが挙げられる.

練習問題

問1：視覚障害の身体障害者等級判定で正しいのはどれか.

❶ ▶ 良いほうの眼の視力が0.06では3級である.

❷ ▶ 自動視野計による判定は30-2プログラムを用いる.

❸ ▶ 両眼中心視野視認点数が20点以下の場合, 1級である.

❹ ▶ 良いほうの眼の視力が0.6の場合, 認定は受けられない.

❺ ▶ 両眼中心視野角度はゴールドマン視野計のⅠ/4視標で測定する.

問2：自動視野計にて両眼開放エスターマンテスト視認点数が65点で, 10-2プログラム両眼中心視野視認点数が18点だった場合, 視野による身体障害者障害程度等級はどれか. (48-46改題)

❶ ▶ 1級　❷ ▶ 2級　❸ ▶ 3級　❹ ▶ 4級　❺ ▶ 5級

問3：ロービジョンケアにおいて視能訓練士の役割でないのはどれか.

(48-134改題)

❶ ▶ 補助具の紹介

❷ ▶ 残存視野の測定

❸ ▶ 矯正視力の測定

❹ ▶ 身体障害者手帳の認定

❺ ▶ 福祉サービス情報の提供

解答

問1：❶　（❷ 両眼開放エスターマンテストおよび10-2プログラムを用いる.
❸ 2級である.　❹ 他方の眼の視力が0.02以下であれば6級である.
❺ Ⅰ/2視標で測定する.）

問2：❷

問3：❹ 身体障害者手帳の認定は都道府県単位で行われるが, 認定基準に合わせて診断書を作成するのは医師である.

2 V ロービジョン
ロービジョン②（視覚補助具）

視覚補助具 （2版 p477～480, 3版 p492～498, 国試 52-61, 51-6, 49-51, 49-126, 48-57, 48-84）

☑ 非光学的補助具
- 大活字本→大きな活字を用いた本
- タイポスコープ→読み書きの位置を限定し，眩しさやコントラストを改善する．

☑ 光学的補助具
- 網膜像の拡大を行う補助具　＊適切な屈折矯正が必要

名　称	備　考
手持ち式拡大鏡	近用の補助具，倍率の種類が多く広範囲で活用できる
卓上式拡大鏡	近用の補助具，読材料の上に置くだけで拡大像が得られる
弱視眼鏡	近用，遠用，遠近両用の補助具，眼鏡型であるため両手が使える
ハイパワープラスレンズ	近用の補助具，強度の凸レンズを眼鏡枠に入れて装用する
単眼鏡	主に遠用の補助具，焦点を合わせるための訓練が必要

- 視野（視界）の拡大を行う補助具……①縮小（マイナス）レンズ
　　　　　　　　　　　　　　　　　　②逆単眼鏡法
　→対象の像を縮小することにより相対的に広い視野（視界）を得る．
- 羞明の軽減や暗順応の促進を行う補助具……遮光眼鏡
　→①羞明の原因となる短波長をカットする．
　　②暗所で外すことで暗順応が促進され暗所での見え方が改善する．
- その他の補助具
　①拡大読書器→対象の拡大像を画面に投影することで網膜像を拡大する
　②パーソナルコンピューター
　③タブレット型端末（スマートフォンを含む）
　④斜面台　など

光学的補助具（拡大鏡）の倍率の求め方 （2版 p480～483, 3版 p498～500, 国試 49-128, 47-23）

☑ 拡大鏡の倍率→拡大鏡を用いたときの網膜像の大きさと，用いないときの網膜像の大きさの比

- 倍率 $= \dfrac{\text{拡大鏡の度数(D)}}{4}$ →拡大鏡の倍率を計算するときは基準距離を25cm

  とする(1/0.25＝4).

  > 基本は25cmなので分母は4,
  > 距離が変われば分母が変わる!
  > 距離が33cmの場合分母は3
  > になるよ!

- 未矯正の屈折異常がある場合の拡大鏡の倍率

  →倍率 $= \dfrac{\text{作業に必要な視力}}{\text{矯正視力}} + \dfrac{\text{屈折度(D)}}{4}$

  ＊拡大鏡と対象物の距離が25cmの場合

5章

視能訓練学 — Ⅴ ロービジョン

練習問題

問1：患者のニーズとロービジョンケアの組合せで**適切でない**のはどれか.

(47-135 改題)

❶▶ 値札を見たい ——————— 逆単眼鏡法

❷▶ 視界を広げたい ——————— 縮小レンズ

❸▶ 両手を使いたい ——————— 弱視眼鏡

❹▶ 駅の時刻表が見たい ——————— 単眼鏡

❺▶ 眩しさを軽減したい ——————— 遮光眼鏡

問2：50歳の男性. 糖尿病網膜症の治療中である. 両眼4Dの近視があり, 矯正視力は0.08である. 新聞を読むのに0.4の視力を必要とするとき, 矯正レンズを使用せず25cmの距離で読むために必要な拡大鏡の度数 (D)はどれか.

❶▶ ＋4　❷▶ ＋8　❸▶ ＋12　❹▶ ＋16　❺▶ ＋24

解答

問1：❶ 逆単眼鏡法では対象の像が縮小するため適切でない.

問2：❹ まず矯正レンズを使用しないで見るとき必要とする倍率を求める.

$$\text{倍率} = \frac{\text{作業に必要な視力}}{\text{矯正視力}} + \frac{\text{屈折度(D)}}{4} \text{より}$$

$$\frac{0.4}{0.08} + \frac{-4}{4} = 4\text{倍}$$

次に, $\text{倍率} = \dfrac{\text{拡大鏡の度数(D)}}{4}$ から拡大鏡の倍率を求める.

$$4 = \frac{\text{拡大鏡の度数}}{4} \text{より拡大鏡の度数は16D}$$

索 引

和 文

欧　文

数 字

検印省略

視能訓練士国家試験合格ノート

定価（本体 3,100円＋税）

2020年4月13日　　第1版　第1刷発行
2023年2月13日　　第2版　第1刷発行

編集者　　小林　義治・松岡久美子
　　　　　こばやし　よしはる　まつおかくみこ
発行者　　浅井　麻紀
発行所　　株式会社 文 光 堂
　　　　　〒113-0033　東京都文京区本郷7-2-7
　　　　　TEL　(03)3813 - 5478（営業）
　　　　　　　　(03)3813 - 5411（編集）

ⓒ小林義治・松岡久美子, 2023　　　　　　印刷・製本：真興社

ISBN978-4-8306-5618-7　　　　　　Printed in Japan